憂鬱與發炎的大腦

改善憂鬱症狀，從平衡免疫系統，降低發炎開始

THE INFLAMED MIND

A RADICAL NEW APPROACH TO DEPRESSION

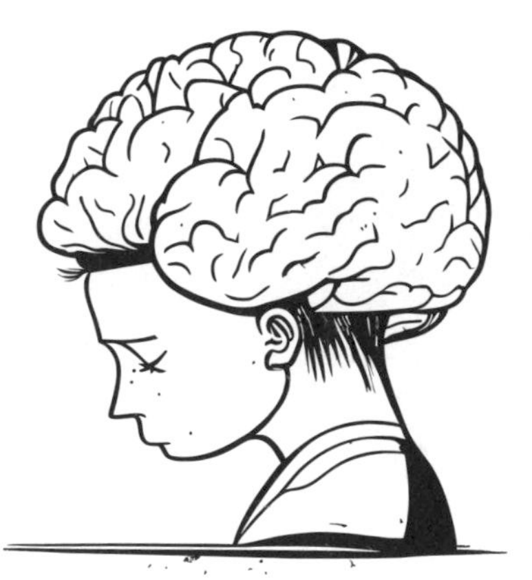

EDWARD BULLMORE

艾德華・布爾摩 著　高子梅 譯　蔣立德 審訂

劍橋大學精神醫學系系主任

各界讚譽

「精神科醫師正在重新思考憂鬱症。憂鬱症是源於創傷？化學物質失衡？大腦迴路無法正常運作？在這本文筆優美的著作裡，艾德華・布爾摩教授告訴我們如果想了解憂鬱症，必須去看免疫系統。這個新解不只搭起身心之間的橋樑，也在治療上提出了全新的思維。對任何想要以新的思維來審視憂鬱症的人，《憂鬱與發炎的大腦》是一本重要的書，一本帶來希望的書。」

——湯姆・因瑟爾醫師（Tom Insel），*Mindstrong Health* 共同創辦人暨現任總裁

「本書為讀者帶來神經科學與免疫學交匯下的各種巨變，使我們對憂鬱症和免疫學有了全新的認識。它追溯到將心理和生理分家的二元論的根源，並呼籲我們要超越二元論，才能了解體內的發炎如何影響大腦和心理。布爾摩教授以通今博古、生動有趣、

深入淺出的方式為我們說明這種全新視角下所帶來的深遠影響，讓我們領會到傳統『醫學』和『精神醫學』症狀之間的關聯，並發現新的消炎藥療法或許可以從此跨越一般醫學與精神醫學之間的界線。」

——約翰．克里斯托醫師（John H. Krystal），耶魯大學醫學院精神醫學系系主任

「在對憂鬱症的了解上，《憂鬱與發炎的大腦》不只有重大的突破，也對人的本質做了非凡的探索。」

——馬修．迪安柯納（Matthew d'Ancona），著有《後真相》（*Post Truth*）

「這是一個很有說服力和高度可讀性的論點，主張有些精神疾病其實是免疫系統的疾病，尤其是憂鬱症。如果艾德華．布爾摩是對的，那麼精神醫學即將革命，身與心將重新結合。」

——克林．布雷克摩爾（Colin Blakemore），倫敦大學高等科學學院（School of Advanced Science）神經科學和哲學教授

「不久之前，神經免疫學還在醫學圈子裡被奚落。但布爾摩教授的登高一呼，讓我們

看見這件事錯得多離譜。他是首批以精神免疫學家自居的其中一人，帶領我們走出黑暗時代，點亮明燈，讓我們看見全身系統性發炎和精神疾病之間的重要關聯。這套見解正在推動精神醫學的典範轉移，宣告新的客製化精神醫療，就像我們在癌症領域裡所看到的客製化治療。」

——羅伯．萊克勒教授（Robert Lechler），英國醫學科學院院長

「這是一段有很多令人興奮的全新方法可以緩和精神疾病的故事。同時也在基礎大腦科學裡找到一些有力的脈絡。更棒的是：它淺顯易讀，但絕不過分簡化主題。」

——菲利浦．坎貝爾爵士（Sir Philip Campbell），《自然》科學期刊（*Nature*）總編輯

「這就像有個專家突然停下動作，質疑每一樣我們自以為都懂的事情。為我們上了一堂大腦運轉作業的課，而且這堂課重要到不容忽視。」

——傑瑞米．范恩（Jeremy Vine），BBC

「艾德華．布爾摩清楚闡述了一個令人信服的論點，讓人看見免疫系統和發炎在憂鬱

症裡的關鍵角色。這本活潑生動的書說明了臨床神經科學裡一處尚待開發的重大領域，不只影響憂鬱症方面的研究，也對思覺失調症和阿茲海默症這些疾病的研究造成影響。」

——史帝芬．海曼（Steven E. Hyman），哈佛大學傑出服務章得獎人，腦幹細胞和再生生物學系教授

「布爾摩教授提出了一個迷人的論述，將憂鬱症歸因於發炎，而非傳統一味認定的血清素失衡。無論真相為何，它都是一本激勵人心和非常有趣的好書。」

——溫蒂．柏恩教授（Wendy Burn），皇家精神科醫學院院長（President Royal College of Psychiatrists）

「一本很棒的書，這本發人省思的書提出發炎才是憂鬱症的主要驅動因子。它真是令人欲罷不能，提出重要的質疑，包括我們在醫療工作上該如何前進，以及我們可否利用這套模式來重新研發。我鄭重推薦。」

——莎莉．戴維斯教授（Sally Davies），英國首席醫療官（Chief Medical Officer for England）

獻給我的家人

目次

第七章　所以呢？——221

推薦序

憂鬱症是傷害生理和心理的大腦疾患

蘇冠賓 教授*
台中中國醫藥大學
身心介面研究中心主任、精神醫學教授
台灣營養精神醫學研究學會理事長

憂鬱症已經成為本世紀戕害人類健康、造成人類失能最嚴重的疾病。面對全球憂鬱症所帶來的重大負擔，目前醫學對治癒憂鬱症卻束手無策，以藥物為主的治療模式幾乎停留在一九九〇年代血清素藥物發明的時代！全世界最大規模的憂鬱症臨床研究STAR*D的研究結果顯示：在為期三個月的「第一線血清素抗憂鬱劑」嚴謹治療下，只有百分之二十七的病患病情出現緩解；而當病患持續配合為期一年「四階段、合併藥物及非藥物的治療」之後，竟仍有三分之一的病人沒有改善！如果再考慮治療中的安慰劑效應，那麼目前銷售最好的第一線抗憂鬱症藥物，竟需要治療九位病人，才能產生和安慰劑的差異。簡言之，在設計嚴謹的臨床試驗中，科學家要收集數以百計的病患資料，才能證實抗憂鬱症藥物的療效。

為什麼憂鬱症治療成效不彰、裹足不前，三十年來不見長足進步？最主要的原因是，從社會大眾到神經科學家，普遍對憂鬱症存有迷思。

一般民眾常見的迷思包括：（一）誤以為憂鬱症會讓人情緒不佳、心理不適，但其實憂鬱症更常以胸悶、疼痛、失眠和疲勞等非特異性的身體症狀來表現；（二）沒發現身邊的人得到憂鬱症，這是因為憂鬱症患者儘管處在崩潰邊緣，仍能耗費加倍心力去維持生活和工作表面正常，使周遭親友無法察覺；（三）媒體及社會大眾對於精神病的「污名化及標籤化」（stigmatization），引發患者潛意識的否認；（四）憂鬱症的病理特質常被誤解，有時甚至精神科及心理衛生工作人員也會有不正確的觀念及態度。

而神經科學家最大的迷思，就是迷信憂鬱症的「血清素失衡理論」。事實上，在身心介面研究中心成立之初，當我們研究團隊開始從事憂鬱症的炎症研究時，神經免疫學還在醫學圈子裡遭到嘲諷奚落。

所以《憂鬱與發炎的大腦》一書的作者艾德華．布爾摩能夠很成功地把最新、最夯的醫學新知帶給眾人，既清楚呈現基礎大腦科學中的脈絡，又寫得淺顯易讀，真的是值得大力推薦！

此書清楚說明了憂鬱症不僅僅是大腦的疾病，它從神經免疫學這個嶄新領域出發，解答「憂鬱症多數以身體病狀來表現」的事實，更解釋了「憂鬱症和代謝性、心血管、自體免疫疾病高度共病性」的現象。

身為第一線的精神科醫師，我發現病患睡不好、整天疲倦、全身病痛卻找不到病因、壓力大而心情不振、過度焦慮、記憶衰弱等，這些都是大腦健康出狀況的警訊。事實上，台灣在一九九〇到二〇一〇年的二十年內，常見身心疾患（例如憂鬱症及焦慮症）之盛行率增為兩倍，期間自殺率、失業率、離婚率也同樣節節升高。我們不也常常納悶：「事業成功家庭美滿，為什麼卻不快樂？」「如此注重養身保健，為什麼還是失眠疲憊？」

面對這些現代文明的現象，我們應該更全面性、整體性地思考：追求社會進步和經濟成長，卻犧牲了精神健康的嚴重問題。的確，未來二十年，當人類可以利用再生科學和精確醫療獲得長壽，醫學就只剩下大腦保健的難題了！（更多身心保健文章可參考蘇冠賓醫師部落格：https://cobolsu.blogspot.com/）

＊根據 ExpertScape 的統計，蘇冠賓教授是台灣憂鬱症以及生物精神醫學研究領域中排名第一的專家（www.expertscape.com/ex/depression/c/tw）；他也是世界知名的營養精神醫學研究權威，根據 h-index 論文引用排名，蘇教授在 omega-3 脂肪酸於憂鬱症的研究領域之引用指標，排名世界第一（https://sites.google.com/site/omega3su/home/research-introduction）。

前言

多年前，我投入了精神科。那時，我覺得這是一門既精彩又私密的學問：精神醫學關注自我紊亂的病例、失衡的情緒、精神狀態和記憶，以及人類的世界觀。當時我還是一位新手醫師。對我來說，每一個個體的精神狀況比起腳踝腫大或皮膚癢這種生理毛病來得有意思多了。從科學角度來看，我對於大腦在精神病症中扮演的重要角色感到萬分有趣。那時候的我和現在的我都覺得，如果能多了解大腦的運作機制，就更有可能治療和預防精神疾病。同時，如果能確定精神疾病的源頭和成因，我們或許就可以放寬心胸、不帶成見地討論心理健康。

在我三十歲左右時，這成了我的使命。大概是一九九〇年前後，很多精神科醫師研究多巴胺和血清素這類大腦化學物質，探討它們如何引發精神病和憂鬱症等。不過，顯然還有很多東西尚待釐清和了解。那時，我知道我不僅要是一名臨床精神科醫師，也需要成為一位科學家。

九〇年代時，我在惠康信託基金會（Wellcome Trust）的獎助下，花了幾年在倫敦精神醫學研究中心（Institute of Psychiatry in London）攻讀博士學位，我的指導教授是麥可・布拉默（Michael Brammer）。那時候，第一批功能性磁振造影（functional magnetic resonance imaging，簡稱 fMRI）掃描儀才剛出現，全世界只有幾個地方有。我接觸了這個新的科技，處理 fMRI 的數據分析，負責繪製健康人士和精神病患的人腦功能圖譜。我撰寫了也合寫了不少論文，主題都跟神經造影、神經科學和精神健康有關。對我來說，這是個有趣的轉變。在 fMRI 發展成全球學人前仆後繼的領域前，我何其有幸就參與了其初期的研究。我當時非常樂觀，認為不出幾年，在我五十歲前，就會有各種關於大腦掃描和一般腦科學的新發現排山倒海而來，徹底改變我們對精神疾病的看法及治療方式。

在這樣的勢頭下，我從一九九九年開始在劍橋大學擔任精神醫學教授。起初我還是照常做著腦造影研究，試圖找出新的方法來檢測和分析人腦的網絡組織。我為人所知的主要研究領域是網絡神經科學，或者說神經連接體（connectome），不過這不是本書的重點。

在我快四十五歲時，我不由得注意到，儘管神經科學在全球各地似乎有很大的進展，英國國民保健署（NHS）的地方診所和醫院，在日常作業上卻沒有任何跡象顯示重大的改變。我開始有點定不下心，覺得就算自己寫出再多關於大腦掃描的論文，恐怕也對精神科的醫療改革無濟於事。我想，一直以來，引領醫學改變的都是新療法的誕生。關於憂鬱症、精神病和其他疾病，我想要進一步發現、了解新的藥物。

於是，二〇〇五年，在一個還滿特別的機會下，我開始為英國一家大藥廠葛蘭素史克公司（GlaxoSmithKline，又稱GSK）工作。我一個星期有一半時間在大學實驗室裡興奮地研究著充滿奧祕的神經網絡分析，另一半時間則主管GSK的臨床研究單位，它的辦公室剛好就在阿登布魯克醫院（Addenbrooke's Hospital）裡，沿著走廊走一下就到了。在GSK的這個單位裡，我們針對精神醫學、腦神經學和其他醫學領域，測試了很多新藥的臨床效果，感覺就快要看見新療法的曙光，振奮不已。但就在二〇一〇年，GSK突然停止了精神疾病的所有研發計畫。已經五十歲的我這才恍然大悟：原來我任職的藥廠根本不想再投入精神醫學研究。過去二十年來，我一直信誓旦旦地期待見到更先進療法的問世，但如果像GSK這麼大的一家藥廠，都無法預見治療心理疾病的突破和進展，我堅持的信念又有何意義呢？在那一刻，我開始認真思考本書的內容。

那時，抓住我目光的是一個新的研究領域。有些科學家連結了大腦、心理和免疫系統，他們稱之為精神免疫學（immuno-psychiatry），或神經免疫學（neuro-immunology）。老實說，我第一次聽到的時候覺得根本胡扯，原因有很多。可是當我深入了解時，卻愈來愈覺得有道理，由於它的新穎與不同，這可能可以為精神醫學帶來新的療法和認知。我到處找人討論，這時幸運之神再度降臨。我的GSK老闆也覺得這個領域值得探索。於是大概從二〇一三年起，在英國醫學研究委員會（Medical Research Council）和惠康信託基金會財援下，我們和其他公司及學術專家共同合作，著手研究發炎和憂鬱症之間的關聯。

我希望以上所述足以解釋我為何會投入精神免疫學的研究。直到目前，我們都還在努力透過科學方法不斷鑽研。但這無法解釋我為什麼要寫一本跟它有關、給普羅大眾閱讀的書，畢竟科學家多半寧願把心神花在學術出版上。因為，我已經花了五年多，研究免疫系統與神經系統的互動，思考身體的發炎如何引發憂鬱症等精神疾病，我愈來愈覺得這些問題其實互相牽連，並且涉及到最基本的身心關係，以及精神醫學和其他醫學領域的箇中差異。探討這些問題，並不只是開發幾種新的抗憂鬱劑而已，而是徹底重塑——並且，容我大膽使用「改善」二字——我們的認知，同時關照生理和心理疾病，而不是分開治療。

這本書的確有一些很專門的術語，尤其是跟免疫系統有關的東西。因為如果我不著墨專業上的細節，就沒有辦法詳實地說明問題的始末。這本書揭示了新的科學如何大大改變我們對心理健康的認知，希望你也喜歡。

二〇一八年三月，艾德．布爾摩寫於英國劍橋

第一章　勇於跳脫思維的窠臼

我們都知道憂鬱症，它影響地球上每個家庭，但我們對它的了解卻意料之外地少。

關於這一點，我在接受精神科醫師訓練的頭幾年，有一天恍然大悟，而且還是在極度尷尬的情況下。當時，我在倫敦莫斯里醫院（Maudsley Hospital）的門診，為一名男子看診。我照著教科書教我的方法詢問對方，他說他的心情低落，生活中找不到一絲樂趣；每天凌晨時分醒來，就再也無法入眠；他沒什麼胃口，體重掉了一點；他對過去懷抱著罪惡感，對未來悲觀。我告訴他：「我認為你有憂鬱症。」「我知道啊。」他很有耐心地告訴我。「所以我才要我的家庭醫師把我轉介到這裡。我想知道的是，我為什麼會有憂鬱症，你能幫我嗎？」

我試著解釋「選擇性血清素回收抑制劑」（selective serotonin reuptake inhibitor，亦稱 SSRI）之類的抗憂鬱藥物以及它們的功效。我喋喋不休著血清素，搬出理論解釋：要是缺乏它，就會引發憂鬱症。資深的精神科醫師在這種場合裡，都是泰然自若地用失衡這個詞。「你的症狀可能是因為大腦裡的血清素失衡，SSRI 可以讓它恢復平衡。」我揮舞著雙手，用手勢來表示失衡怎麼重新平衡，他擺盪的心情又會如何回復平靜。但他問我：「你怎麼知道？」於是我又重複了一遍教科書裡關於憂鬱症的血清素理論，結果他打斷我：「不，我的意思是你怎麼知道我有這種問題？你怎麼知道我大腦的血清素失衡？」事實上，我的確不知道。

那大概是二十五年前的事了。直到目前，關於憂鬱症的源頭與治療，以及其他許多問題，我們仍然沒有辦法給出前後一致的答案。憂鬱症只是心理作用嗎？那為什麼在治療上常常針對神經細胞投藥？全部問題都在腦部嗎？面對患有憂鬱症的親友，我們可能不知道該說什麼，如果是自己有憂鬱症，我們或許羞於啟齒。

現在，對於憂鬱症和其他精神疾病，大家已經不再像從前一樣噤聲不語。我們愈來愈能夠侃侃而談。這是好事，就算我們不見得意見一致。我們現在知道憂鬱症其實很普遍，在很多方面害我們失能。它降低生活的質（有憂鬱症的人開心不起來），也會降低生活的量（有憂鬱症的人壽命較短）。所以不意外地，憂鬱症和其他精神疾病造成龐大的經濟負擔。[1,2]事實上，它的經濟成本非常可觀。如果我們下個會計年度開始，就治好了英國境內所有的憂鬱症，國內生產毛額ＧＤＰ大概可以提高百分之四，或者說年總體經濟將三倍成長，從百分之二變成百分之六。若是整個國家突然都沒有憂鬱症了，我們國家的財富將會爆增。

雖然我們漸漸意識到，在我們身邊，憂鬱症的發作以及隨之而來的失調問題非常普遍，也知道憂鬱症對全世界的公共衛生帶來巨大的挑戰，但我們應對的方法仍然有限。市面上被廣泛接受且還算有效的療法，在過去三十年來，始終沒有進一步的突破。我們在一九九〇年用來治療憂鬱症的調整血清素藥物（譬如百憂解〔Prozac〕）以及心理治療，到現在也還是主流。但這些顯然不夠完善，要不然也不會有人預言，憂鬱症將在二〇三〇年成為全球失能的主因。

我們必須勇於跳脫思維的窠臼。

一九八九年的某一天，當時我還在接受醫師訓練，也就是在我專攻精神醫學之前，有一位病人是一名快六十歲的婦人，她罹患了類風濕性關節炎。我在這裡姑且稱她為P太太。她的病已經好多年了。她的雙手關節腫大疼痛，甚至因疤痕而變形；她膝蓋的膠原蛋白和骨頭已經損壞到關節，以致於難以行走。我們一起順過類風溼性關節炎的一長串症狀，她全部都有。接著，我問了她幾個關節炎以外的問題，包括她的精神狀況、她的心情如何。結果，接下來十分鐘左右，她小聲但清楚地告訴我，她很沒精神，沒有什麼事能讓她開心起來，她的睡眠常中斷，她既悲觀又有罪惡感。她很憂鬱。

我很得意，認為是自己多問了幾個問題，才有額外的發現。她來看類風濕性關節炎，但我又多診斷出她有憂鬱症。我衝去告訴學長這個重大發現：「P太太不只有關節炎，還有憂鬱症。」但學長並沒有對我的敏銳刮目相看。「憂鬱症？換作是你，你也會有憂鬱症吧，不是嗎？」

我們兩個都知道P太太有憂鬱症，也有發炎的問題。只是那時候的主流醫療觀點是，她是因為知道自己有慢性發炎，才憂鬱成疾，純屬心理作用。我們兩個都沒有想過憂鬱也可能源自身體。P太太之所以憂鬱，不是因為她知道自己發炎，而是因為她正在發炎。P太太離開診間時，可能還是跟她來的時候一樣憂鬱和疲累。我們都不敢跳脫窠臼思考，我們什麼事也沒做，什麼都沒改變。

這三十年下來，我們變得比較知道如何連結憂鬱症和發炎，以科學的方式來思考心理與生理之間的關聯。其中一個例子，是我最近對多年前某次看牙經驗的體悟。

根管的憂鬱

幾年前，我有一顆補過的臼齒爛掉了，因為已經感染，所以我的牙醫需要拿掉蛀牙，鑽到牙根。雖然花一個多小時做根管手術實在讓人心煩，但長痛不如短痛。我乖乖跳上診療椅，打開嘴巴，當時心情其實還可以。可是等手術一完，我只想回家躺在床上，不想跟任何人說話。我獨自在家，鬱悶地想著關於死亡的事，直到睡著。

第二天早上我起床，上班，忘了生而有涯這回事。我不過就經歷鑽牙、牙齦腫和短暫的精神和行為症狀：嗜睡、社會退縮、反芻病態的思維。你或許可以說我當時有一點輕微的憂鬱症。嘿，不過話說回來，誰喜歡去看牙醫呢？

這起事件的過程看起來很尋常，但用「尋常」這兩個字帶過就太簡單了。對於這個牙痛小事件，傳統上，會從我身體對感染和受傷出現免疫反應開始說起。我的牙齒先是遭細菌感染，牙齦跟著發炎，牙醫只好又鑽又刮，雖然目的是為了根治，但那個當下卻讓牙齦發炎更加嚴重，甚至增加細菌從牙齒擴散到血液循環系統的風險。我原本的牙齒問題以及我到那裡之後的遭遇，加總起來干擾了身體的正常運作，也對我的生存造成威脅，於是，號角響起，我的免疫系統挺身而出，產生發炎反應。

釐清這整個過程的因果關係——因為生理損傷（例如傷害或感染）導致免疫系統產生發炎反應——是科學性醫學（scientific medicine）的一大里程碑。這是屬於免疫學的勝利。如今我們對所有疾病的了解，幾乎都是透過這門科學。舉凡疫苗接種，移植手術，專為類風濕性關節炎、多發性硬化症和各種癌症所成功研發的新藥，全都歸功於它。這門強大的科學可以鉅細靡遺地說明，我那顆牙齒的感染是如何造成牙齦的局部發炎，以及根管手術又是如何加劇發炎反應。

只是免疫學幾乎尚未問過，對發炎的病人來說，發炎是什麼感覺？或者發炎會對思緒和行為造成什麼影響？我為什麼想獨處？我為什麼只想賴在床上？我為什麼那麼陰沉鬱悶？像這些問題的答案，傳統上都是由心理學來解答，而非免疫學。

那麼，我就從心理學來為自己解答。看了牙醫，一定讓我覺得我真的老了，而衰老一直以來就是死亡的隱喻。我因此產生了短暫的悲觀，盤算著自己還能活多久。換句話說：我之所以瞬間憂鬱起來，是因為我想到根管手術所代表的含意。我的心理狀態是因為我思索了自己的生理狀態，而不是生理狀態直接引發的。

如果你對我的解答毫不驚訝，那就代表你是二元論者。對於我的遭遇，傳統醫學給的就是二元解釋：生理和心理是兩個不同的領域，而兩者之間只有一個模糊不清的接合點。我去看牙醫之前和看牙醫這件事，都屬於生理層面，是生物科學裡的感染和免疫。至於看牙醫之後所出現的心情和行為，則可以從心理層面上，用我覺得自己老了這個邏輯來回答。

那個時候是二〇一三年左右。當我用這套方法解釋自己的發炎和憂鬱時，我發現我竟然還滿欣慰可以「弄懂這一切」。但現在回頭看，我卻很訝異，驚覺這種標準的二元論有多不完整、有多夾纏不清。現在我已經知道，我的遭遇可以有另一種完全不同的解釋，有另一套思維可以弄清楚我的根管憂鬱。之所以短暫憂鬱，純粹是因為我發炎了，不是因為我想到發炎的後果是什麼。口腔裡劇烈的發炎可能直接影響我的情緒、行為和認知，而我在手術後立刻注意到了這些改變。

這個新的解釋在邏輯上簡單多了，相較之下，我老了的那種二元論述反而複雜。新的解釋不會將故事分成兩段，把我在診療椅上和消沉回家，分別以生理與心理來看。新的解釋把因與果都視為生理狀態，因是爛掉的牙，果是憂鬱的心情。

但是從科學的角度來說，要敲定前因後果並不容易。為了百分之百確定發炎會引發憂鬱，我們要先知道以下兩個問題的答案是什麼：

人體免疫系統的發炎反應究竟如何一步步改變大腦的運作方式，而造成情緒低落？憂鬱症患者一開始為什麼發炎？還有，為什麼人體的發炎反應原本應該跟我們同一陣線，畢竟它是演化來幫助我們戰勝疾病的，但是卻反而造成憂鬱？

回到三十年前我遇到P太太的時候，這些和因果有關的問題幾乎無人提出，也得不到好的科學或醫學解答。

到了二〇一三年我做根管手術時，這類問題就比較常看到了，而且也問得精準許多，答案也是愈來愈清楚。這歸功於一個顛覆傳統的新領域，在最近五年快速發展。[3-6]

就像其它許多新知，這個新領域出現在已臻成熟的知識介面之間，橫跨免疫學、神經科學、心理學和精神醫學的交界。它的名字各式各樣，合併不同的學科名稱，譬如神經免疫學或精神免疫學。它起源複雜，企圖藉由免疫系統的機制來連結大腦、身體和心理。神經免疫學研究的是，免疫系統如何與大腦或神經系統相互作用；精神免疫學則是，側重免疫系統如何與心智和心理健康相互作用。

神經免疫學和精神免疫學

起初只有幾個人勇於自稱是神經免疫學家，這小小一群人，被主流科學家高傲地懷疑著。研究大腦（神經科學的領域）和免疫系統（免疫學的領域）之間的關聯，並不是什麼光彩的專業。之所以如此，主要原因是二十世紀的觀念是大腦和免疫系統沒有關係。免疫系統的白血球細胞和抗體在血液系統裡循環，它們可以經過脾臟和淋巴結，以及體內其他在免疫功能上重要的器官。但是免疫系統的細胞和蛋白質並無法自由進出大腦，因為會被一個叫做「血腦屏障」（blood-brain barrier）的東西擋下來。一九八〇年代我在醫學院時，血腦屏障被比喻成柏林圍牆，它把免疫系統完全阻隔在神經系統之外。血腦屏障的堅實讓神經免疫學剛萌芽的理論遭到傳統科學家的無情嘲諷。神經免疫學家怎麼會真心認為（他們大概從一九九〇年就開始主張），血液檢查中的炎性蛋白質數值對大腦或心理有影響？畢竟當時大家都知道，蛋白質無法越過血液和大腦之間的那道屏障。這說法不只錯，而且還大錯特錯。

血腦屏障的柏林圍牆概念是強大舊思維的具體化身，而這樣的二元論點可追溯到笛卡兒（Descartes）。按照笛卡兒的說法，我們現在所謂的生理和心理（在他那個年代，他說的是靈魂和身體）是全然不同的。十七世紀笛卡兒的二元論堪稱是西方科學性醫學的基石。大腦在血腦屏障銅牆鐵壁的保護下，被阻絕在免疫系統之外，完全體現了笛卡兒的那套哲學。所以，當神經免疫學的先鋒提出，血液裡的炎性蛋白質可以穿過血腦屏障，對大腦產生影響時，大家不只認為他們在生物學上錯得離譜，也褻瀆了科學性醫學的哲學基礎。

現在，大家知道，我在醫學院學到的東西很多是錯的。血腦屏障並無法阻斷大腦和身體之間的互相干擾。如今我們已經知道，血液裡的炎性蛋白質（稱作細胞激素

〔cytokines〕）可以穿透血腦屏障傳遞訊號，從身體傳到大腦和心理。我之後會再著墨這個東西，但如果你以前沒聽過，你可以把它想像成是在血液系統裡循環的荷爾蒙，可以在全身上下誘發強烈的發炎反應，包括大腦在內。所以，當我的牙醫又刮牙齦又鑽牙齒時，我嘴裡的免疫細胞就開始製造細胞激素，細胞激素在血液裡循環，跨過原本人們以為無法通過的血腦屏障，遞送發炎訊號到大腦裡的神經細胞，讓我的心智也開始發炎。

心智在發炎看起來是什麼樣子？

我曾經簡單地以為，心智在發炎可能類似身體的發炎。從羅馬時期以來，我們就知道身體發炎時會紅腫。所以，我以前把發炎的心智想像成腫脹、憤怒、滿溢、激切、不受控制、潛藏著危險。用精神醫學的用語來說，大概就是躁症。不過我現在的想像完全相反：那不會是一個易怒和極具威脅的傢伙，而是一個陰鬱和沉悶的人。

像P太太，她雙手因發炎的關節而腫脹變形，心裡暗自納悶自己的情緒怎麼這麼低落，精神不濟。現在，她在我眼中就是典型的心智在發炎，不是比喻，而是運作上就是如此。

把「心智在發炎」從隱喻轉化為實際狀況，首先我們要有十足的證據顯示發炎和憂鬱症的強烈關聯。承認兩者之間有關就是好的開始（這種關聯有時候就在眼前，卻被視而不見）。不過關鍵問題是因果。一個後二元論的全新思維要能穩固扎根，就需要從科學上證明發炎不只跟憂鬱症有關，而是會直接造成憂鬱症。

看看各事件發生時間的先後，可以幫助我們理出因果關係，前因一定先於後果。如果發炎是憂鬱症狀的前因，那麼我們希望有證據顯示發炎出現在憂鬱症之前。最近有研究提出了這方面的證據。舉個例子，二〇一四年，一項研究發現，布里斯托（Bristol）和英格蘭西南部一萬五千名孩童中，九歲時沒有憂鬱症但有輕微發炎的孩童，在十年後滿十八歲時極有可能罹患憂鬱症。[7]這只是其中一個例子。目前已有數十項人類研究和數百項動物研究顯示，發炎出現在憂鬱症或憂鬱行為之前。

但光是順序的先後，並不足以讓大家正視發炎是憂鬱症的前因。科學家和醫師會質疑發炎是如何引發憂鬱症的：究竟是什麼樣的生物機轉，一步一步從血液的細胞激素，到大腦出現變化，進而引發憂鬱的心情。關於這些問題，最近的動物和人體實驗也提出了有力的證據。

實驗結果顯示，如果一隻老鼠被注射致病菌，行為上就會變得有點像是我在看過牙醫後的樣子。牠會退縮，不願與其它動物互動，活動力降低，睡眠和進食周期受到干擾。簡而言之，在動物身上，感染確實會引發一種被稱為疾病行為（sickness behaviour）的症候群，有點類似人類的憂鬱症。事實上，要觀察到這種疾病行為，你甚至不必先讓老鼠遭受感染，只要在牠身上注射細胞激素就可以，這也證明了並非是細菌本身造成疾病行為，而是對感染的免疫反應造成的。發炎會在動物身上直接引發類似憂鬱症的行為，這一點無庸置疑。[3]

此外，我們現在也很清楚發炎會如何影響老鼠的大腦。我們知道神經細胞若是暴露在細胞激素下，死亡機率會升高，而且不太會再生。我們也知道神經細胞若是發炎，它們之間的連結（稱為突觸〔synapses〕）在資訊學習上就會比較無力。而且發炎會降低血清素的供給，而血清素是神經細胞之間的傳導物質。所以至少從動物實驗中，我們可以直接連結發炎與大腦神經細胞運作方式的改變，來解釋看似憂鬱症的疾病行為。

但要在人體內複製類似的連結，就不太容易了。畢竟我們不能以實驗之名把危險的細菌注射進人體內，也不能把細胞激素（或任何其它物質）直接注射進健康人士的大腦裡，所以不可能觀察發炎會對活生生的人類神經細胞造成什麼影響。另外，要一次觀察一個細胞很難。絕大部分的人類神經細胞（大概有一千億個）都緊密地集中在大腦裡，受到頭骨的嚴密保護，與外在世界完全隔離。要想「看到」一個活人頭殼裡的運作，唯一方法只能靠磁振造影這樣的大腦掃描技術。最近的 fMRI 研究已經開始證明，人體發炎對大腦和心情有直接的因果關係。舉例來說，健康的年輕人在接受傷寒疫苗的注射後，就會跟實驗室的老鼠被注射細菌後一樣，免疫系統出現反應，血液裡的細胞激素會倏地升高。這些受試者出現輕微憂鬱，他們大腦內某些區域活躍了起來，而這些區域就我們所知跟情感表現有關。[8]

所以精神免疫學已經成熟到能以新的角度和合理的說法，來幫忙解答我為什麼看完牙醫後會變得憂鬱。我不需要搬出機器裡的鬼魂①。我可以理所當然地主張，是我接受的根管手術造成細胞激素上升，穿透血腦屏障，傳遞發炎訊號，讓大腦神經細胞的情緒處理網絡起了變化，進而導致憂鬱症發作，害我老是揮之不去死亡的陰影。這套反二元論的說法，在每一個步驟上都有可靠的實驗證據，不過還是不夠完整。畢竟在現有的證據基礎上，仍有一些缺口和異常，雖然這種情況對任何一門發展迅速的科學領域來說都在所難免。然而，就算我們已經可以回答「如何引發」，我們還是很想問「為何引發」。

在科學上，唯一可以接受的答案就是演化。為什麼發炎會引發憂鬱症？只能說這是物競天擇的結果。一定是因為唯有對感染或任何發炎出現憂鬱反應，才有利於我們的生存（或者至少在以前是有利於我們的生存）。[9,10]我們一定是繼承了這種自好幾代

① 譯註：a ghost in the machine，英國哲學家 Gilbert Ryle 曾用此來批判自笛卡兒以來的身心二元論。

以前就物競天擇下來的基因，能讓我們在發炎的當下因憂鬱反應而受惠。以我來說，我可以合理推測，我遺傳了曾經幫助先人熬過感染的基因，所以在看過牙醫後，短暫地感到憂鬱。這樣的基因遺傳很可能有助我從根管治療的輕微創傷復原，一方面積極地殺死任何致病菌，另一方面指揮我待在床上，保留體力。

當然，不管是神經免疫學還是精神免疫學這類A加B式的新領域，重點並不是要找到我不喜歡看牙醫的理由，而是說，一旦我們可以繪出一條從身體經由免疫系統通到大腦和心理的路徑，一旦我們以後二元論的概念來闡明發炎的心智，就能找到全新的方法來對付精神問題。

變革是不會電視實況轉播的

面對憂鬱症、思覺失調症、自閉症、成癮症、阿茲海默症等等這份又長又哀傷的精神疾病清單，精神科醫師、臨床心理師和神經內科醫師一般會把它們當作「完全是心理」或是「完全是大腦」問題來處置。假設我看完牙醫，隔天並沒有回去上班。假設我變得愈來愈沉默憂鬱，直到我太太發現不對勁，叫我去看醫生，會發生什麼事呢？我的家庭醫師可能會問我幾個跟精神狀態有關的問題，然後給我一系列的心理治療（以解決我對死亡的疑慮），不然就是開抗憂鬱劑給我吃（大概就是大腦裡的血清素或其它神經傳導物質失衡，必須修正）。在做診斷時，我的醫師對根管治療那件事不會多想，所以可以肯定的是，他不會要求我抽血檢查細胞激素的濃度，或者查看我有沒有對發炎會產生憂鬱反應的基因風險。他也不可能建議我用消炎藥（譬如阿斯匹靈）來取代抗憂鬱劑（譬如百憂解）。我十之八九得到的都是合理又合格的主流治療，好像我的情緒跟免疫系統一點關係也沒有。就像我當初用傳統治療程序來治療P太太一樣。

從科學上來說，雖然還有一些關於因果的問題有待解決，但發炎和憂鬱症之間的牽動關係已經不容置疑。那為什麼我這麼自信地知道，我的精神科醫師完全不會理會我的免疫系統？這多少是因為醫學是一門保守且受到高度規範的行業，我們經常看到就算生物科學的概念有突破性的進展，在診療上卻要好幾十年才會有改變。現實的醫學進步有時候比預期慢很多，一個好例子就是雙螺旋結構（double helix）。

華生（Watson）和克里克（Crick）於一九五三年發表了去氧核糖核酸（deoxyribonucleic acid，簡稱DNA）的結構原理，[11]從此為基因科學和分子生物學開啟全新的領域。這是一個重要的轉捩點，基因與DNA編碼自此成為生物學上普遍接受的觀念。基因資訊是靠DNA分子的順序編碼而成，而不同的DNA順序代表不同的蛋白質如何透過數十萬個胺基酸精準地串連組合在一起。由於蛋白質是人體內一群數量龐大又極為多樣的分子，包括抗體、細胞激素、酶和眾多荷爾蒙，因此DNA的基因控制如何左右蛋白質的合成，被公認是生物史上最重要的一個進展。

大約五十年後，二〇〇〇年一月，當時的美國總統柯林頓在一場慶賀基因圖譜排序完成的白宮典禮上，用一種千禧年的樂觀態度說：「無庸置疑的，這是人類畫過的地圖中最重要也最不可思議的一張。」[12]他認為這是科學的一大進步，能快速且大規模地帶來醫學上的突破。「可以預見的是，以後我們孩子的孩子會認為癌症就像星座一樣，掐指一算就行了。」現在，快二十年了，柯林頓已經當了阿公，掐指仍然只適用於占卜。二〇一八年，對英國國民保健署的病患來說，基因遺傳只對某些患有白血病或乳癌的病人具有生死攸關的影響，因為他們夠幸運，剛好有比較可以讓新的抗癌藥物在身上產生作用的基因檔案。但是要讓基因遺傳學的治療潛力在公共醫療保健服務上發光發熱，恐怕還需要好幾個世代。

所以可以合理預期，精神免疫學還要一段時間才可能成為正式的療法。在二〇一八年的英國國民保健系統裡，無論是憂鬱症、精神病或阿茲海默症患者，免疫學都還是跟他們扯不上任何關係。拿憂鬱症來說，沒有任何一種合法的藥物或其它療法會先從免疫系統下手。儘管如此，已經出現了一些有趣的新研究，顯示高度社會壓力讓體內的發炎更加嚴重。也有愈來愈多的證據顯示，童年生活艱苦或曾受虐的人，比較可能會在小時候或成年後有發炎症狀。[13-15] 此外大家也漸漸明白，同時有發炎問題的憂鬱症患者，對一般抗憂鬱藥劑的反應不是那麼好。[4] 然而，無論是醫師還是其他精神健康從業人員，截至目前為止仍無法透過熟知的管道，來充分利用這門新的知識幫助憂鬱症患者。在我的家庭醫師能為憂鬱症提供免疫學療法之前，我不指望他會花太多時間從免疫學的角度去思索憂鬱症從何而來。

我個人很期待這一切會改變。我可以想像生理和心理疾病之間的那條舊分界線在未來會被重劃，已有四百年歷史的二元論診斷將被一腳踢開，免疫系統會變得更重要，幫助我們思索和治療憂鬱症和其他心理及行為症狀。我可以輕易想像大概不出五年，就會有朝這個方向決定性的進展。歷史告訴我們，醫學上的變革不會是好看的電視實境秀，但現在每天的臨床醫療都在在透露出變革的可能，改變我們對憂鬱症和其他精神疾病的治療方式。這正是本書的主旨。我們可以擺脫把憂鬱症完全想成是心理或大腦問題的老舊觀念，大步前進。身體才是根源。在充滿敵意的世界中，當生物體或人類自體的生存受到挑戰時，憂鬱症就是一種身體反應。

第二章　免疫系統的運作

要重新了解憂鬱症，得從我們不是很熟悉的地方開始：淋巴結、脾臟和白血球。這是屬於免疫學的範圍。免疫學是一門解釋發炎機制和基本原理的科學。拜免疫學之賜，我們才知道，原來發炎是因為免疫系統被啟動了，目的是幫忙我們抵禦敵人。

對付發炎向來是醫學領域裡很重要的一環。在我還沒專研精神醫學之前、還在接受一般醫師訓練時，我很認真地讀過臨床免疫學，直到一九九〇年左右為止，後來就再也沒有翻過免疫學的課本或論文了，直到大約二〇一二年。那時，免疫學那幾年來的所有變化，令人看得眼花撩亂。

我在二十世紀學到的免疫學，和二十一世紀的免疫學，有些類似的基礎，課本裡某些圖表的框架是一樣的。但圖片裡其他所有細節全都不可思議地更為詳盡和複雜。

新知被發現，老舊的理論遭到剔除。這門仍在發展中的全新免疫學，不管是理論上還是臨床治療上，都多方面地展現出前所未見的影響力。[16]尤其，對我們來說，新的免疫研究讓我們能跳脫窠臼地去思考免疫系統、大腦、行為和精神狀態。你體內的發炎狀態，也就是免疫系統受威脅的程度，可以直接影響你的感受和思緒。用比較科學的方法來說，就是體內的發炎會促使大腦運作方式改變，進而造成我們視為憂鬱症的情緒、認知和行為變化。

發炎和感染

要想從頭了解，就得先從構築人體的微小細胞說起。這些細胞有幾百萬種，每一種都有不同的功能。神經細胞構成大部分的神經系統，白血球構成大部分的免疫系統，至於內皮細胞則構成心血管系統裡動脈和靜脈的內壁。白血球可再細分成更專門的免疫細胞，像是巨噬細胞（macrophage）、淋巴球（lymphocyte）、微膠細胞

（microglial cell）。這些細胞在免疫系統裡都屬於A咖角色（圖一）。

所有細胞的原料都是蛋白質，在人體裡有數十億種不同的蛋白質，每一個都遺傳自父母的DNA編碼。所有的抗體和酶也都是蛋白質，細胞激素和荷爾蒙（如胰島素）也是。許多蛋白質會擔任生物訊號的角色，在一個細胞裡頭或細胞之間傳遞訊息，方法是識別出或附著在被稱為「受體」的另一個細胞上。系統、細胞、蛋白質以及最根本的DNA，共同構成了一個有機體，一個人，我們任何一個人。然而無可避免的，人類本身會遭到非人類的有機體攻擊，譬如細菌。這些非人類有機體被統稱為抗原（antigen）或非自體（non-self）。發炎就是免疫系統為了幫自體對抗外來的非自體所採取的行動，可以保護我們、對抗他者。

我們從遠古以來就知道發炎這件事。第一個可信的紀載是出自塞爾蘇斯（Celsus），他是一位羅馬醫師，曾在醫學圈享有盛名，名氣大到就算死了一千五百年，中世紀歐洲一位特立獨行又最愛自吹自擂的醫師，在想不出有什麼名號配得上自己時，就幫自己取了帕拉塞爾蘇斯這個名字（Paracelsus，意思是超越塞爾蘇斯）。

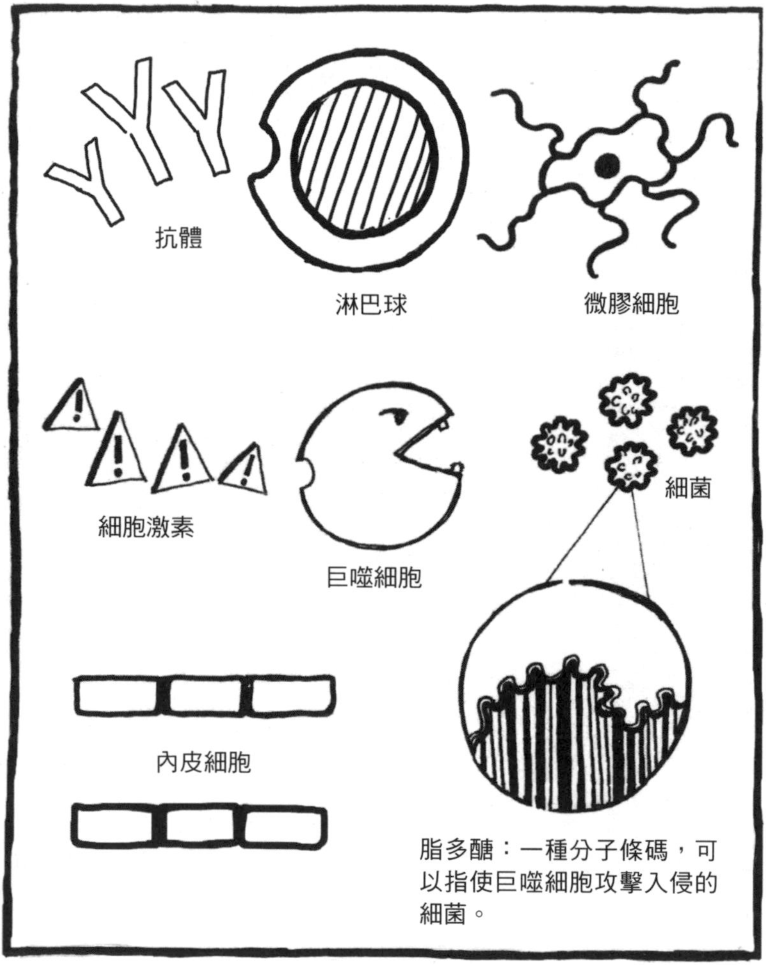

圖一：免疫細胞

這些「免疫小尖兵」都是免疫系統裡的主力隊員。巨噬細胞是一種會吞食細菌的大型細胞，也會製造細胞激素。巨噬細胞在體內無所不在。微膠細胞或稱小神經膠質細胞，專指駐紮在大腦裡的巨噬細胞。淋巴球會製造抗體幫忙巨噬細胞對抗感染。內皮細胞則是負責構成動脈和靜脈的內壁。

塞爾蘇斯是第一位將發炎描述成症候群的人，所謂症候群是指，診斷時可以發現的一組症狀和病徵：發紅、發燙、腫脹和疼痛。他發現受傷後常出現發炎。舉例來說，如果有個人的手被刺傷，傷口就會紅腫、熱燙和疼痛（圖二）。那隻手呈現的是急性發炎反應，這是從臨床檢查時看得出來的部分，於是急性發炎的概念便成了醫學上一個很有用的判斷依據。但是其中關鍵的機制，大家一直要到近代才有比較多的了解，例如：身體是怎樣用這種特殊的方式對受傷做出反應？以及為什麼會出現這種反應？

免疫學已經仔細地回答了這些問題。我們現在知道，數百個蛋白質是如何彼此互動，傳遞複雜的訊號，將傷口受創的刺激轉化成發炎反應。我們逐步拼湊出了因果關係：傷口的發炎反應擴張了局部的血管，讓更多血液進入受創的區域，造成自古皆然的發熱症狀。我們也明確知道，發炎讓血管壁變得更容易滲漏，所以有更多液體離開血液循環系統，堆積在手的肌肉和其他組織裡，造成典型的腫脹症狀。關於免疫系統產生發炎反應的許多細節，我們現在全都知道，也知道了背後的原因。

發炎和免疫力是一種能夠保護我們在充滿敵意的環境裡生存下來的機制。不幸有

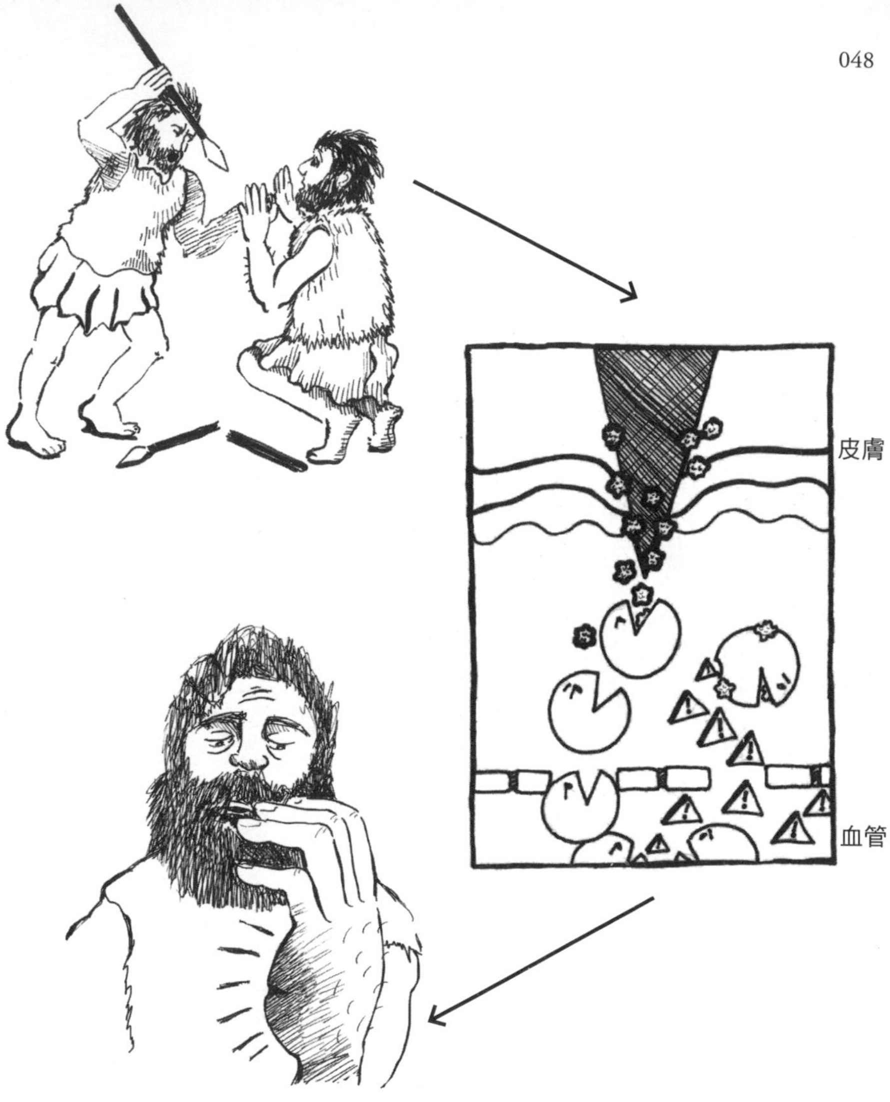

圖二：發炎

（從最上面順時針而下）自有人類以來，衝突和打鬥就一直是人體受傷和感染的常見原因。到了現代，免疫學已能解釋人體是如何對刀傷所引發的細菌入侵和傷害做出發炎反應。巨噬細胞會吃掉那些污染了刀刃的細菌，再釋出細胞激素，讓它們進入血液裡，以吸引更多巨噬細胞蜂擁至傷口區壓制細菌，成功幫助自體抵禦非自體的入侵。這些在顯微鏡底下才觀察得到的免疫系統運作，說明了急性發炎反應裡出現的典型症狀和病徵：受傷的手會腫脹、發紅，而且一碰就痛。

罕見基因變異的一些人，生下來就缺乏可以完整運作的免疫系統，所以通常出生後都活不久。我們一旦少了免疫系統，就會成為敵人輕易攻擊的對象。我們的四周環繞著敵人，這些敵人是塞爾蘇斯在古時候看不到的，包括蟲、病菌、病原體、病毒、細菌、寄生蟲、單細胞生物和黴菌。這些顯微鏡底下才看得到的微生物，很多都已經成功進化到可以對我們造成感染。通常它們的成功就代表我們的失敗。

如果刺傷手的那把刀很髒，或者就算它還算乾淨，但沒徹底消毒過，刀刃上就會充滿細菌。無論是哪種細菌污染了那把刀，刺傷的手都會遭到感染。而且細菌一旦在那隻手裡頭安頓下來，就會開始增生，以驚人的速度進行繁殖。這會有什麼後果呢？這個答案部分得看當初污染刀子的是哪一種類型或品種的細菌。這世上有數百萬種不同的細菌，對人類的威脅程度不盡相同。

假設刀子上的其中一種細菌是破傷風桿菌（*Clostridium tetani*），那麼這樣一個不起眼的傷口就可能致命：我想你可能已經猜到破傷風桿菌會引發破傷風。從機制來說，這種細菌會製造出一種可以進入神經系統的毒物或毒素，打亂神經細胞在興奮和抑制之間的平衡。中毒的神經細胞會抑制不住興奮，不斷傳送訊號給肌肉，造成肌肉不停收縮，出現持續性的痛苦痙攣。通常，第一個病徵是牙關緊閉。本來可以正常控制嘴巴張合的肌肉變得持續緊縮，結果嘴巴再也張不開：病人無法說話、進食或飲水。同樣的，臉部肌肉的破傷風性痙攣會讓嘴角不自覺揚起。就算病人病況加劇，嚴重到全身漸漸痲痺，甚至無法動彈或死亡，臉部表情還是嘴角上揚，像是微帶嘲諷的笑意。

這就是我們得面對的，而且一直在面對。我們不斷被不懷好意的危險敵人攻擊，而保護我們（自體）免於遭受外來有機體（非自體）攻擊的正是免疫系統。免疫系統的組織有一些重要特徵，讓它能肩負起重要的防衛工作，比方它駐紮的位置、溝通方式，以及它快速反擊和學習的能力。

不過再怎麼厲害，免疫系統也不是萬無一失的，它還是會犯錯。當免疫系統犯錯時，它就是害人生病的元凶，而且嚴重性跟它正常時全力幫我們抵禦的那些疾病不相上下。我們先從好的一面開始說吧。

位置、位置、還是位置

這裡的意思並不只是在強調位置對免疫系統的重要性，而是免疫系統會出現在很多地方。大部分的神經系統都集中在頭部，而大部分的呼吸系統被保護在胸腔裡。免疫系統不一樣。你無法指著身體的某個部位說：「我的免疫系統在這裡。」免疫系統是無處可尋的，因為它無所不在。

它必須無所不在，因為致病攻擊隨處都可能發生。病毒和細菌可從多個不同入口感染人體：有的穿透皮膚，有的是透過肺部或腸道感染。任何在自體和非自體之間，或人體和外界之間的表面組織都有遭到攻擊的可能。所有這類表面組織都是前線戰場，一方是充滿敵意的非自體（譬如破傷風桿菌），另一方則是自體的邊界防禦大軍。

在人體全身上下分布最廣，負責防守大部分邊界的免疫細胞叫做巨噬細胞（macrophage）。這個十九世紀的字是由兩個古老的希臘字根組合而成：macro 的意思是「巨大」，phage 的意思是「吃」。你可以把巨噬細胞想像成食量很大的巨型細胞（在英文發音上與 page 押韻）（圖一和圖二）。它吃的通常是細菌。它會先用膜包覆敵對的病菌，再用酶消化它們，加以摧毀。它的殺菌方式很有效率，但這麼有效對抗感染的武器卻只是短程武器，因為為了吃掉病菌，巨噬細胞需要直接肉博，所以只能在所在位置的有限半徑範圍內（幾公厘）即刻處理細菌的感染。要保衛整個身體的疆界，就得靠數百萬個巨噬細胞像守衛或百夫長一樣小心固守。每一個巨噬細胞都得負責固守一塊局部組織，策略性集中在最可能遭受攻擊的區域。

腸道是抵禦感染的主要戰場。腸道的黏膜必須相當地薄，才能與外界互通，吸收食物的養分。它不像皮膚一樣外面有一層堅韌的角蛋白保護，免於感染，而是暴露在糜湯狀的細菌裡，接觸那些被消化了一半、每天都會通過我們腸道的食物。於是，腸道的腸壁持續有細菌穿過，所以大批的巨噬細胞密集地永久駐守在消化系統周遭，持續防守從嘴巴到肛門這條邊界。

肺臟、生殖器、泌尿道、眼球表層也都有類似防守工事。只要是直接暴露在外的人體部位，都有大量巨噬細胞聚集。它們等在那裡，只要一出現麻煩，立刻採取行動。但不管前線的防守多嚴密，偶爾還是有細菌能突破重圍。它們會想辦法逃過被吞食的命運，並增生繁殖，透過體內的血液和淋巴擴散出去。因此，巨噬細胞為了給重要的器官提供額外的保護，也會駐守在脾臟、肝臟、大腦、腎臟、肌肉、脂肪組織和骨骼各處。重點是，免疫系統的巨噬細胞無所不在（圖三）。

溝通：媒介就是訊息

免疫系統防禦計畫裡的另一個要素是溝通。為了靈活應變，免疫系統必須整合並協調每個巨噬細胞。這個差異就像是數百名孤軍奮戰的百夫長和一整個羅馬軍團。免疫細胞如何互相溝通，是近年來免疫學突飛猛進的核心。

我們現在知道，巨噬細胞有兩個方法可以和免疫系統裡的其他細胞溝通：直接接觸別的細胞，或者分泌細胞激素，而後者這種蛋白質可以在體內自由移動，向眾多細胞傳遞訊息。細胞與細胞的直接接觸，主要用來傳遞有關某特定病菌的明確訊息。至於細胞激素分泌機制，則適用於向身體其他地方廣播比較概括的訊息，像是目前的感染狀況或應對感染的發炎反應。

細胞激素由巨噬細胞分泌，進入血液，像炎性荷爾蒙一樣在體內到處循環，然後附著在其它巨噬細胞表面的特定受體上，將訊息傳遞給這些巨噬細胞，讓它們更生氣（發炎也就更嚴重）。一個巨噬細胞可以存活幾十年，但有大半輩子都是獨自默默守著腸道或皮膚的同一小塊組織，等待麻煩上門。結果突然間，麻煩真的來了。鄰近地區被某種極具敵意、正快速增生繁殖、很可能壓制不下來的細菌入侵。巨噬細胞必須在不棄守前線崗位的前提下，警告免疫系統裡的其它夥伴，於是釋出強烈的細胞激素訊號，尋求援助。細胞激素可以快速擴散進血液，發布警報，下達戰鬥的命令，其他免疫細胞只要收到訊息，就會快速趕來。巨噬細胞對其他需要援助的巨噬細胞所傳來的細胞激素訊息高度敏感。休眠中的巨噬細胞會被這些炎性細胞激素喚醒，離開平常棲地，前往發炎訊息的來源，援助戰友。

底下這個例子可以看出細胞之間的溝通。回到那隻刺傷的手。假設傷口遭感染，引發局部發炎，手變得紅腫。過了幾天，跟手同一側的腋窩也腫了起來。類似經驗可能曾經出現在你喉嚨很痛的時候（咽喉局部發炎），幾天後，連你的脖子也跟著腫。通俗的說法是你的「腺體有點腫」，但醫學上的說法則是「淋巴結腫大」。如果是手刺傷，就是腋窩的腋淋巴結跟著腫大；如果是喉嚨痛，就是脖子上的頸淋巴結跟著腫大。

這些地方會腫起來，是因為淋巴結或淋巴腺就像免疫細胞的活動中心或樞紐，供它們在此聚集，透過直接接觸交換訊息。腋淋巴結之所以在手部遭到感染後會腫大，是因為許多巨噬細胞戰勝細菌過後，便離開前線，來到離它們最近的淋巴結。（如果你是手部受傷，腋窩的淋巴結距離最近；如果你是咽喉感染，最近的淋巴結會在頸部。）這些巨噬細胞並非臨陣脫逃，而是向免疫系統回報整個戰況。它們會傳遞跟敵人特性有關的重要情報。這些巨噬細胞才剛剛吃掉和消化掉那些細菌，身上帶有細菌的蛋白質片段，也就是非自體入侵者的殘骸，通常稱為「抗原」。每個巨噬細胞身上攜帶的細菌殘屑（抗原）不盡相同，可能是任何一個片段。這些巨噬細胞會湧進淋巴結裡，各自尋找另一種免疫細胞，也就是淋巴球，再由能識別出抗原的淋巴球，繼續接下來的反應。巨噬細胞會在淋巴結裡四處繞行，跟一個又一個淋巴球閃電約會、短暫接觸，直到真的撞見一個絕無僅有的淋巴球，只有它能讀懂從前線帶回總部的敵人訊號。所以說如果巨噬細胞像百夫長，那麼淋巴球就像將軍。又或者如果把巨噬細胞想像成機器警察或機器戰警，那麼淋巴球就像是情報員或特工。

一旦巨噬細胞找到對的淋巴球報告時，兩個細胞就會一連好幾天被關在簡報會議室裡，了解抗原訊號裡的詳細內容，然後淋巴球再決定採取什麼行動，通常是升高或分散巨噬細胞最初啟動的發炎反應（圖三）。

為了傳遞關於抗原的種種細節（也就是敵人的特性），免疫細胞彼此的直接接觸非常重要。這會花點時間（淋巴結都是在傷口感染過後幾天才會腫大），還得碰運氣（大部分細胞之間的接觸，都是無法讀懂訊息進到戰備討論的），而且需要特殊的場地。免疫細胞主要是在淋巴結碰面，而淋巴結集結在腋窩、鼠蹊部、脖子、胸椎及腹

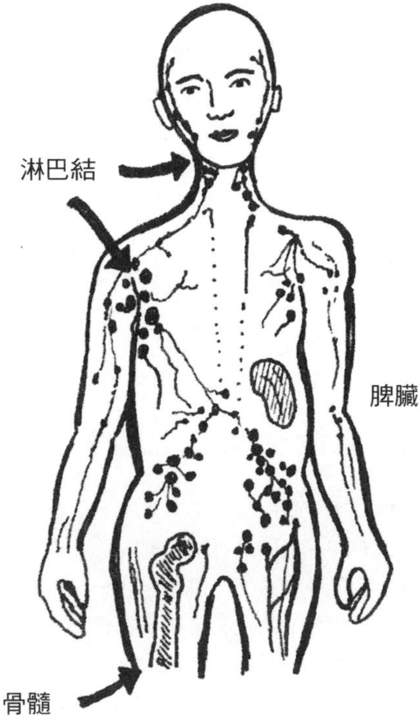

圖三：免疫系統

我們可以從解剖學上來看免疫系統。它在哪裡？腋窩的淋巴結和其它地方的淋巴結是靠著分枝狀的淋巴管網絡連結起來，讓免疫細胞在全身各處自由流通，進入血液循環裡。血液中的免疫細胞被稱為白血球。脾臟會儲存免疫細胞。骨髓是新免疫細胞的製造重鎮。

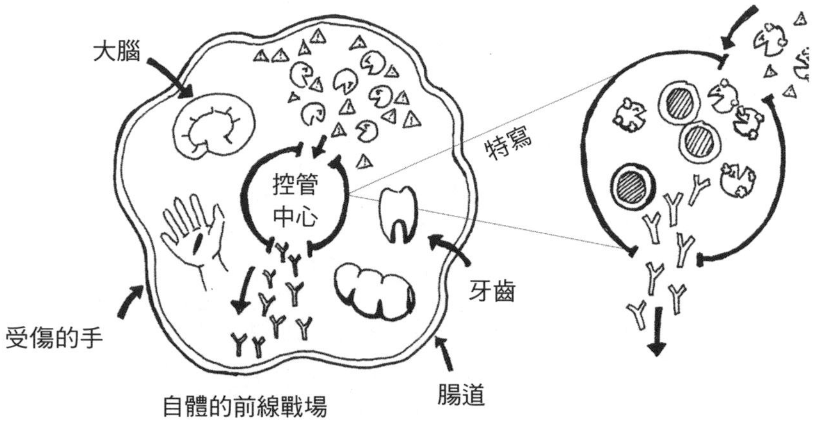

又或者我們可以從生理學上來看免疫系統：它在做什麼？免疫系統是在幫忙我們存活，在所有前線戰場幫自體抵禦敵人無止盡的攻擊。巨噬細胞是前線戰場上的軍隊。演化後的它們，訓練有素地一看見不懷好意的細菌便予以反擊，吃掉對方，再帶著沾黏在表面、已經消化過的細菌片段去找淋巴球（免疫小尖兵軍團的將軍），告訴它們敵人的長相是什麼。巨噬細胞會在淋巴結、脾臟、骨髓、淋巴系統裡的其它控管中心和淋巴球溝通。淋巴球再把抗體釋放進血液循環系統裡，幫助巨噬細胞抵禦當下和未來的攻擊。

腔的中線地帶。它們會在扁桃腺和增殖體這類的淋巴叢裡會面，腸道裡也遍布著許許多多的淋巴叢。此外，它們也會在脾臟、骨髓和胸腺裡會面，這些組織有時也被稱為免疫系統器官（圖三）。我們可以把它們想像成控管中心，是免疫細胞集會討論前線威脅並找出因應之道的場所。

快速的反擊和學習

免疫系統天生具有偵測能力，只要辨識出非自體的外來者，認定有威脅，就會不由分說地立刻反擊。這種快速的反擊得靠前線的巨噬細胞大軍。經過演化，訓練有素的它們一偵測到感染，便能迅速產生激烈反應。

反應速度很重要，因為細菌和病毒（敵人）繁殖得很快。破傷風桿菌的一個病原菌可以在二十分鐘內變成兩個，這個數字會每二十分鐘翻倍一次。所以照這可怕的指數成長速度來算，一個細菌在短短幾個小時內便可以變成數百萬個細菌。免疫系統必須趕在勢力失衡，情勢對入侵者有利之前速戰速決，或者至少先重創敵軍。

所以位在前線的巨噬細胞必須能夠當機立斷：是自體還是非自體？是朋友還是敵人？它得自主作做決定，沒有時間詢問其它細胞。但它為什麼能如此快速果斷地對一個無從預料、甚至從沒見過的東西做出判斷，認定對方有威脅？在充滿敵意的外在世界裡，充滿數百萬種不同的細菌和病毒，巨噬細胞從沒見過它們。但是所有巨噬細胞都繼承了先人的智慧，都有先天的本事一看到從沒見過的敵人，便能立刻辨識出來。

自從十五、六萬年前，智人（*Homo sapiens*）在演化進程中成為獨具一格的物種之後，人類和病菌之間的戰爭便不曾停歇。哺乳動物和細菌，或者說多細胞生物和單細胞入侵者，從亙古以來便持續對峙。整段生物史上，演化戒律的第一條自始至終都是適者生存。通常是能熬過感染的先輩能活下來繼續交配，將身上基因傳給後代。任何的基因突變，只要是對感染的抵禦有一絲一毫的幫助，就會在物競天擇下被挑選出來，並保存下來。因此，經過漫長曲折的隨機基因突變以及無情的物競天擇之後，你的巨噬細胞已經被訓練到可以偵測和立即反擊任何威脅，而這些威脅可能是你個人從來沒有碰到過的，但你的祖先早在生物演化過程中遇過並且成功存活下來。

舉例來說，你這輩子可能沒去過非洲，但有一年，你趁休假去了那裡。你的免疫系統，尤其是你消化道裡的免疫系統，突然暴露在大批外來和陌生的細菌底下。這樣的生物威脅很嚴重，對你來說完全不熟悉，甚至可能致命。但你的免疫系統經歷漫長的演化，已經對細菌瞭若指掌。或許也可以說，你的巨噬細胞在物競天擇下預先編好了程式，早就被安裝了精細的軟體，可以一眼偵測出各種不同細菌，加以宰殺。

巨噬細胞知道多數會感染消化道的細菌都有共通點，不管是來自非洲還是美洲。它們都有很硬的外殼，不讓自己被消化掉，這種外殼是由一種叫做脂多醣（lipopolysaccharide，簡稱為LPS）的分子組成。重點是，脂多醣不是我們人體可以製造出來的分子，我們哺乳類的祖先也不會製造這種東西，只有細菌才會。因此這種分子差異就成了方便可靠的指南，供巨噬細胞分辨敵友。如果一個細胞的外表有脂多醣分子，巨噬細胞根本不必多傷腦筋，光是這個分子條碼或模式便足以證明它不是我們自家人，一定是敵對的細胞，必須加以摧毀。我知道這個，是因為我讀過免疫學的課本，而消化道的巨噬細胞卻是在物競天擇後「自然明白這一點」。

辨識和消滅敵人的這個過程發生得很快：它是一種自動辨識的運算反應，格殺勿論。你體內的每一個巨噬細胞都受過演化的高度訓練，身上配備有脂多醣條碼讀取器和其它裝置，能活化先天免疫反應（innate immune responses）。就是這種深厚的祖傳知識保護著我們，讓我們就算首次前往非洲，也比想像中來得經驗老到。

免疫系統不只天生具備抗敵的知識，也能聰明地吸收新知，一生都在學習如何抗敵。大家最熟悉的免疫學習例子莫過於疫苗接種。假設去非洲度假之前，因為我知道去熱帶國家有得破傷風的風險，所以我決定先打一劑疫苗。這表示我自願在體內注射那些若在現實裡才第一次碰到，很可能會要我命的菌株活性減弱版。那麼，從免疫學的角度，接下來會發生什麼事呢？

接種後的最初幾個小時或最初幾天，被注射的位置可能會有點疼痛和腫脹。這是典型的發炎病徵，代表那裡的巨噬細胞正在面對被刻意注射進來、具有很強的抗原性、顯然是非自體的細菌，本能地展開免疫反擊。不過，這只是疫苗接種後會出現的副作用，並非主要目的。疫苗接種的真正目的是，刺激免疫系統裡的淋巴球製造抗體，也就是特別用來辨識並結合上抗原那種蛋白質。由於這種抗體能辨識出破傷風抗原所以被特選出來大量製造，再加上抗體的製造一旦開始，就會持續好幾年，因此我的免疫系統讓我就算再遇到破傷風桿菌也不怕，因為已經有了雙重的保護。我除了有從演化過程繼承來的天生免疫防禦力，巨噬細胞一旦啟動就能殲滅敵人，現在又多了一道防線。因為我的人生經歷，我的免疫系統已經知道、牢記、適應了有關外面世界的三兩事。疫苗接種後，我的淋巴球知道了破傷風桿菌正在外頭虎視眈眈，所以必須持續製造抗體，保持警戒。

自體免疫的負面效果

到目前為止，我把免疫系統描述得像是強大的防禦系統，一個可以完全信賴的盟友。在人體內，它無所不在，為數百萬個細胞建立起清楚的通訊網，控管精密的免疫程式，啟動快速反擊、學習、適應，讓我們在一個有各種微生物虎視眈眈的世界裡存活下來。我說的這些雖然都是真的，但並非全部的真相。因為免疫系統也有它的黑暗面。

我前面用「戰爭」來比喻發炎，或許讓你以為免疫系統向來所向披靡，像現代的高科技軍隊一樣，有先進的情報和精準攻擊的能力，總是大獲全勝。但事實上，發炎這場戰爭，和任何一場軍事行動一樣，免不了會傷害到大量無辜的旁觀者。就像真的槍砲彈藥，免疫系統的武器也可能打錯方向，因誤射而造成傷亡。

巨噬細胞按照嚴密的程序，找到並殲滅有脂多醣這類分子條碼的異形生物。當它吞噬入侵的細菌時，會向四周組織吐出大量的消化酶和細菌片段。這類廢棄物對周遭的骨骼、肌肉和神經細胞等無辜旁觀者來說是有毒的。這些旁觀者只是碰巧住在細菌感染區的附近，並非免疫反應裡的主角。當更多巨噬細胞在淋巴球的號召下前往感染區時，住在感染區的細胞所承受到的發炎副作用就跟著加劇。巨噬細胞發動的激烈戰爭在作用上很類似人類戰爭裡的焦土戰或地毯式轟炸，對非參戰者造成大規模的傷害。巨噬細胞或許可以防止手部傷口的感染致命地擴大到全身，但如果感染無法完全消除，只是遏止而已，巨噬細胞大軍就會長年累月地駐紮該地，讓那隻受傷的手原本正常健康的組織永久退化。肌肉、皮膚和骨骼都會被破壞，最後由粗糙和纖維狀的傷疤取代。巨噬細胞的防禦力很可能會為了保住傷者的性命而犧牲掉手部的功能。

巨噬細胞常會不小心波及無辜的旁觀者，相較之下，淋巴球就會比較小心辨識自體和非自體之間的差別。免疫系統非常擅長區分敵我，但不見得每次都弄對。有時候巨噬細胞帶回來給淋巴球看的抗原，其實並非是細菌的蛋白質片段，而是衍生自我們自己的蛋白質，是自體組織裡的分子片段。誤拿到這些自體蛋白質的淋巴球以為這就是敵人的條碼，於是發出錯誤的指令，對自體發動免疫攻擊。結果，淋巴球沒有製造抗體去對付細菌和真正非自體的抗原，反而釋出會對抗自體蛋白質的抗體，也就是自體抗體（auto-antibodies）。

抗體能治病，但自體抗體卻會致病，效應就跟那些用來抵禦細菌和病毒的抗體一樣強。能對付破傷風桿菌的「好」抗體，保護我免於感染致命的破傷風。但「壞」的自體抗體卻跟我的身體作對，帶來同等的致命威脅。有時候，在胰臟裡負責製造胰島素的細胞會遭免疫系統誤傷，因自體抗體的攻擊而被破壞，其它細胞則毫髮無傷。雖然不會有明顯的傷疤，但這種自相殘殺還是可能致命。由於少了細胞製造胰島素，體內的血糖濃度會失控，原本正常的新陳代謝開始出現許多問題，導致糖尿病。胰島素替代療法還沒發明出來之前，很多糖尿病患者因為自體免疫系統失常，很快陷入昏迷，最後死亡。

不過你可能開始納悶，這些事情跟憂鬱症有什麼關係呢？我已經談了這麼多關於感染和創傷的事，卻隻字未提心情或心理狀態。到底這些關於白血球、淋巴結、巨噬細胞和細胞激素的寶貴知識，與精神疾病有何關聯？

第三章　堂而皇之就在眼前，卻被視而不見

生病讓人沮喪

你還記得P太太嗎？就是那位罹患關節炎的憂鬱婦人，換作是你，大概你也會憂鬱，不是嗎？當我回頭看我在健保門診給的診斷，深埋在我個人臆測下的複雜思路令我吃驚：換作是你，大概也是這樣吧？（也就是你設身處地為她著想。）簡單來說，這句話的意思是，P太太意識到了、思索了自己的病況，她知道她有類風溼性關節炎，也知道這種病只會愈來愈嚴重，她的身體會愈來愈失能，再不久，她就得坐輪椅。她絕對可以預見自己逐漸衰亡。任何一個人如果面臨跟她一樣的處境，一定也會得憂鬱症。

當時我就P太太的問題請教過一位學長，他就是這樣分析的。這個分析有它的道

理。他說得沒錯，知道自己正在生病，或者知道自己的病只會惡化非常令人沮喪。但是，錯的是在他臆測背後那個沒有說出口的觀念，以為生理疾病引發憂鬱症的唯一可能是因為病人「想著自己的病」。這樣的觀念透露：P太太的憂鬱症不在他的醫療範圍裡。他是內科照會醫師，管的是她的生理健康；她的憂鬱症並非源於身體，也跟腫大的關節沒有關係，只是她對身體疾病的正常心理反應。既然如此，這就不是他的專業，而是屬於心理師或神職人員的領域。他幫不上忙。

我承認這只是一則軼事，但它並不是特例。P太太經驗裡的兩個方面，很多類風濕性關節炎患者也有。第一，她的精神症狀並不罕見。大約有百分之九十的關節炎病人說他們最大的問題是精神不濟，大約百分之四十的人感到沮喪。此外，「腦霧」（brain fog，指的是很難清楚思考和規劃事情）也很常見。由關節炎協會和病患請願團體列出的「未獲滿足的臨床所需」，心理症狀佔了其中多數。我本來以為P太太同時有憂鬱症和類風濕性關節炎很特別，沒想到竟然很平常，可是大部分都被視而不見。17

第二，很多關節炎病人也像她一樣曾經遭到醫師的漠視。她的專科醫師是風溼科醫師，處理過很多類風溼性關節炎，最重視的是生理病症上的證據，例如受侵蝕關節的 fMRI 掃描結果以及血液檢查報告，這是他們最訓練有素也最在行的事。他們比較不會去注意心理或行為上的症狀。風濕科醫師通常不會問病人精神好不好、心情如何，或有什麼想法。要是病人主動告知他們老是昏昏欲睡，提不起勁兒，醫師可能也不知道該怎麼辦，甚至不知道該如何回答。因為他們無論如何不可能直接說出像 P 太太醫師的心裡話：「如果換作是我，大概也會憂鬱吧。」

這是怎麼回事呢？為什麼對病人如此重要又如此常見的一個問題，卻遭到醫師直接忽略？為什麼憂鬱症和關節炎之間的緊密關係堂而皇之地在眼前，卻被視而不見？我把錯全怪在笛卡兒頭上。

所謂的我思故我在，上帝，還有這台機器

勒內．笛卡兒是十七世紀的數學家兼哲學家，不是風濕病專家，也不是免疫學

家，但他的思想卻深遠地影響了現代醫學。笛卡兒的二元論是他在醫學上的重要思想論述，他認為世界上有兩類東西，經驗則有兩種領域。一個是外在的物質世界，物體循著驗證過的法則，機械式地彼此互動。另一個是內在的精神世界，由主觀的思想和情感形成意識內容和自體意識。我們每個人都被二元論一分為二。我們的身體屬於物質的、客觀的、無意識的領域；心理則屬於精神的、主觀的、有意識的領域。

笛卡兒以一種奇特又原創的方法得出了這樣的結論。他先從懷疑一切開始，以懷疑的態度挑戰、驗證自己對這世界的認識。他極度不信任感官訊息，認為那是不可靠的知識來源。在夢裡，他的感官主動誤導他，讓他看到、聽到和感覺到並不實際存在的東西，醒來時，才發現那些都不是真的。於是他問自己，怎麼能夠確定在清醒時睜著眼到處走動的所見所聞，會比在夢裡閉著眼所覺察的一切更真實？他怎麼能確定周遭的世界，不是另一個他還沒醒來的夢？

最終，笛卡兒判定，在極端懷疑中僅存的唯一真確，就是懷疑本身。儘管他不斷嚴格地以懷疑的態度思考他知道什麼、不知道什麼、知道自己知道什麼、不知道自己不知道什麼等等，只有一件事他從不懷疑，那就是他一直在思考。我懷疑每件事，我不認為有任何事情是真的，這全是一場夢。我想什麼都可以。但不管我對這個世界的感覺有多懷疑或多嗤之以鼻，我都不會懷疑這個很愛懷疑的自我。「我覺得我並不存在」，這說法是矛盾的。如果我對自己說這樣的話，我很篤定這話不對。反過來說：我思故我在（cogito ergo sum），這樣才對。

這是笛卡兒的名句，但他還有另一個為人所知的成就，那就是，他是科學革命的主要締造者之一，是現代科學的創建人之一，與同代的伽利略（Galileo）和牛頓（Newton）同享盛名。他在這兩個領域的成就如何並存，實在讓人一時想不透。他的唯我論，確定了自己除了自己的思想以外什麼都不知道，這樣的人，怎麼可能同時也使得世界用較確切的科學知識去理解幾乎一切事物呢？答案或許令人驚訝：因為上帝的關係。

笛卡兒是虔誠的天主教徒。當時，宗教革命剛結束，和現在相比，信仰是文化主流，論辯者眾。笛卡兒相信自己是一個永生但在物質上虛無縹緲的靈魂，是這個靈魂活化了他的思維、懷疑和各種意識，包括他與上帝交流的靈光。笛卡兒照著中世紀的推理邏輯，認為他所相信的那個完美、無限的上帝絕不可能是他捏造或曲解而成的，因為上帝超越了他身為人的有限想像。如果上帝不存在，人不可能光憑想像創造出上帝。像笛卡兒這樣高度理性的人能勾勒出上帝，就是上帝存在的鐵證。笛卡兒相信一個仁慈的上帝，不需證明：上帝不只真實，也必須是真實的。

而且笛卡兒相信，只要他和其他像他一樣的人，以認真審慎的態度運用自己的智慧去理解事物，上帝一定會慈愛地守護他們，讓他們免於犯錯。笛卡兒認為，自己之所以能大致了解這世界上的其它東西，全是上帝的功勞，是祂把他從我思故我在的孤身一人中拯救出來，讓他敞開心胸，接受實驗科學。

對笛卡兒來說，數學可以解釋事物外觀的抽象機械原理。他把這個世界想成一台機器。人體在他眼裡也是一台機器，由許多零件組成，包括神經、血管和肌肉。主宰人體的物理法則和控制動物或無生命機器的機械法則是一樣的。笛卡兒認為，物理是科學知識的樹幹，形而上學（上帝）是樹根，其他科學則是從樹幹長出來的樹枝。把人體當成機械來看待並提出令人信服的論述，笛卡兒是第一人。這樣的論點是生物學和科學性醫學成功發展的基石。

當然，那時候笛卡兒對人體的真正運作方式完全沒有頭緒。要了解人體機械的建構方式得靠解剖才行，但兩千年來，宗教理由普遍禁止實際切開人的屍體。在現代人眼裡還算精確的第一幅心臟和大腦的解剖圖，大概是在笛卡兒之前一百年出現的。至於要了解人體實際運作方式，則是屬於生理學範疇，當時知識還相當粗淺。關於血液循環第一個正確的論述，是在十七世紀由一位名為威廉·哈維（William Harvey）的醫師所提出。大概同時間，笛卡兒錯誤地假設血液是先以某種方法加熱膨脹後，再從心臟排出。

雖然笛卡兒一開始的人體機械論現在看來簡直錯誤百出，細節荒謬無比，但格局的確寬宏。和我們現在相比，笛卡兒對人體的運作所知甚少，不過他至少確定一切都是可知的，所有的動物生命都可以透過身體的機械原理來解釋。要解釋動物很簡單，因為牠們沒有靈魂，就是機器而已。但要解釋人類就有點難。人體的機械原理無法用來解釋有關人類的一切，因為無法含括形而上的靈魂。對笛卡兒來說，靈魂是必然，一定千真萬確。因此他被迫折衷，主張有人體機械也有靈魂，兩者結合才是人類。但是靈魂做了什麼身體做不到的事呢？靈魂住在身體裡的哪個部位？靈魂又是怎麼跟身體溝通？

笛卡兒努力想要回答這些問題，但又從來不滿意自己的答案。[18]高度的才智和與上帝交流的能力當然都屬於靈性。那情緒和記憶呢？它們有可能是動物性的嗎？所以可以用物理原理來解釋嗎？靈魂在身體裡的居所也很難從解剖上來精確定位。在笛卡兒鎖定松果體（pineal gland）之前，也曾考慮過好幾個別的地方。松果體是一個很小又隱晦的結構，當時才剛從人腦裡被解剖出來。笛卡兒喜歡松果體的外觀，因為它是單一的，而且位在中央，不像大腦其他多數部位都是對稱的。人體內有一對大腦半球，分成右邊和左邊，大腦的多數零件都是對稱存在兩個腦半球裡。這樣並不適合做為靈魂的落腳處，因為靈魂是獨一無二、不可分割的。大腦裡頭其他幾個單一結構，譬如腦下垂體（pituitary gland），也可能適合當作靈魂的落腳之處。可是笛卡兒偏好松果體，因為他覺得它比較活躍。

關於人體與靈魂的互動，笛卡兒的機械理論就是靠著這些解剖上模稜兩可的說法危危顫顫地支撐著（圖四）。他想像「生命力」（animal spirits）從血液滲入松果體；眼睛偵測到的視景也會投射在松果體的內壁上，被有意識地感受到。所以松果體是人體機械可以跟靈魂對話的一個地方。此外，笛卡兒也想像松果體做為靈魂如何指揮身體。他認為松果體就像是作業忙碌的閥門，會指揮精神之流從神經流到肌肉，控制一個人的行為。

這個觀點大致為他這場為期二十年的知性之旅畫下了句點：從懷疑到我思故我在，再透過上帝回到世界的機械論，最後在概念上與解剖上彆扭地乾坤大扭轉：人類是住在機器裡的上帝。不過，笛卡兒若不曾懷疑過自己的想法，就不是笛卡兒了。他很清楚二元論解決了也製造了問題。他還在努力研究的時候，就突然死了。

笛卡兒經濟獨立。他得到了些遺產，所以不需要為錢去做他不想做的工作。他喜歡獨居，為了保護自己的隱私，經常更換住址，直到不經意發現自己得擔任瑞典女王

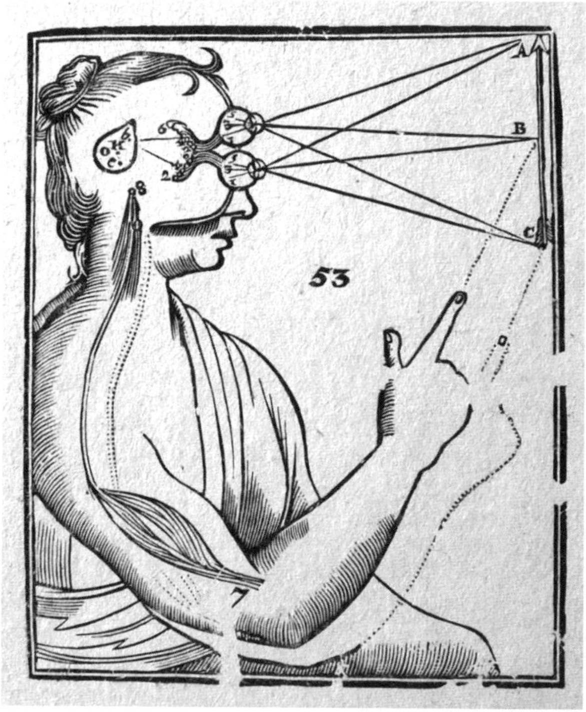

圖四：一位女士正試著用松果體理論解釋人類的身心

這是笛卡兒最後一本著作《人論》（*Treatise of Man*）[19]裡的其中一幅版畫，顯示眼睛的水晶體如何折射來自箭頭處的光，再沿著視神經（從兩個眼球的後面出來）傳送視覺訊號給松果體。版畫裡的松果體被繪成一顆大水滴或者說形似松果的東西，上面標記著H，位置大概在你本來以為是右耳的地方。光學和幾何學的部分非常正確。透過生理迴路來連結視覺上的刺激和動作反應，這觀念在當時來說也相當先進，很近似十九世紀的神經反射概念。不過大腦解剖這部分很糟糕，就算是以十七世紀的標準來看。松果體畫錯了位置，而且比實際尺寸大了十倍左右，也跟大腦其它部位完全沒有連結，只靠頁面上的墨水線條跟眼睛和肌肉連結起來。靈魂的位置雖然選定了，卻沒有交代清楚。

的私人教師，教授哲學。他每週有三天早上得從五點教到十點，平常這個時段他通常喜歡躺在床上思考。在斯德哥爾摩（Stockholm）陰冷的二月天，他肺部感染，短短十天就死了，得年五十四歲。幾年後，他最後一本尚未作結的著作出版了，談的就是身與心之間的問題。這是一個在他之前還不明顯存在的問題，一個他創造出來卻沒有解決的問題。

長遠的影響

我們現在知道笛卡兒二元論所有的原始細節全都是錯的。松果體在人體機械裡並沒有像笛卡兒想像得那麼重要和活躍。它只是一個生理時鐘，對每天和每個季節的日光周期很敏感，是維持二十四小時晝夜節奏的生理系統的一部分部分。松果體很重要，但不是宇宙級的重要。它沒那麼活躍，無法控管腦室裡液體的流動方向。它沒有跟體內每一條神經纖維接合，也沒有與靈魂合一。要是松果體受到傷害或病變，病人可能會抱怨睡眠和清醒的周期被打亂，但不會有脫離肉體、純淨、未被物質世界蒙蔽或污染的精神狀態。

如果笛卡兒的二元論是一般的科學理論，早就會在很久以前被全盤否定，因為他對松果體的描述與事實全然不符。但二元論至今仍屹立不搖，原因就在於人們不把它當成科學理論，而是一種觀念，甚至是一種意識形態。大家依循著這樣的觀念，判斷人類有哪些經驗是科學可以處理，因而能在醫學上獲得認同。

笛卡兒所謂的人體機械論統領著醫學。現在的普遍共識是身體是由原子和分子、細胞和器官構成。我們可以用公厘和秒數來度量，也可以期待它遵守物理定律，更可以拿它和其他動物的生理結構和功能相比。這一切都代表科學能夠駕馭人體。也許科學不是每個細節都了解，但也沒有理由相信未來不會有更多的新知。過去，我們從科學的角度對人體有了更多的認識，在對抗疾病的這條路上獲得了一些療法上的勝利。以二元論裡身體的這一塊來說，我們覺得自己已經愈來愈能透過醫學來駕馭它，進展也愈來愈大。

但說到人類狀態裡的另一個面向（按二元論的定義來分的話），就是另一回事了，而且和現代科學和醫學似乎風馬牛不相及。笛卡兒曾經用神性的語言對此高談闊論，但那是四百年前，當時宗教的唯心論仍在歐洲風行。同時，笛卡兒也認為自己需要上帝的保護來規避驗證上的不合理。只是接下來的幾百年，科學的成就輝煌出色，讓我們自信過頭。現在的我們深信（而且是基於很好的理由）自己的邏輯和科技就算沒有上帝陪伴，也能研究科學。我們普遍認為上帝與科學無關，而科學也不會告訴我們有關上帝的事。所以我們到底該怎麼處理笛卡兒所謂的機器裡的上帝呢？

我們改稱它為心理或精神、或者意識和無意識，不再稱它是心靈或靈魂。我們喜歡怎麼叫都可以，但它就是不存在實體空間裡。就算它可以衡量，我們也不知道該怎樣衡量。我們沒理由期望它會遵循物理定律，或期望其他動物也有跟人類相仿的心靈或精神體驗。在松果體理論丟臉地退場之後，心智這種東西究竟是怎麼跟身體或大腦連結，我們還是不清楚。所有這一切都似乎讓科學無法了解精神領域，不管是現在還是未來。我們不能把心智放在顯微鏡底下觀察，我們也看不到它機制裡的各種零件，因此無法像對付生理毛病那樣，愈來愈懂得如何有效治療心理疾病（不論心理疾病這個詞究竟是否有理）。

不管我們多麼欣賞笛卡兒的懷疑主義，多麼表揚他把人體當成機械的革命性觀點，他留下的大難題，直到現在科學性醫學都還沒有辦法打破。在笛卡兒主義下的醫學裡，心智和身體不一樣，它們不是同種類的東西，我們到現在還是不知道兩者如何彼此連結。身體屬於一般醫師的領域，可以靠物理和其它科學認識。心智是精神科醫師或心理師的領域，只能透過內省的臆測或行為上的推斷來多少明白。二〇一八年，英國國民保健署的各級職掌仍然按照笛卡兒的二元分法。病人需要進不同的門、到不同的醫院、看不同專長的醫師，諮詢被那一分為二的生理和心理。

當年，我詢問P太太的精神狀態時，正好是在保健署風溼免疫門診。我無意間跨越了哲學上和醫院組織裡的一條線。當時的學長試圖糾正我，P太太的憂鬱症跟她的關節炎無關：怎麼可能有關？一定是某種心理反應、對死亡的恐懼、對自己逐漸失能的一種合理反思。她想到再過不久自己一定得使用助行器，然後接下來是輪椅。你可能會說，這叫做「我思故我悲」，她的憂鬱症是心理作用。這不能怪她。換作是你，你也會有憂鬱症，不是嗎？

P太太並非特例

我在一九八九年遇見P太太。將近三十年後，她的遭遇或許可以用另一種完全不同的角度來解釋。只是這種非主流的診斷仍不算是確切肯定的知識。它沒有被放進醫學訓練課程裡，當作事實來傳授。而且很多聰明的醫師對我接下來要說的，客氣地懷疑，或挑明了不相信。

P太太的憂鬱症是她的發炎直接造成的，如同她腫脹疼痛的關節，也是風溼病的症狀之一。她會憂鬱是因為她在發炎。當然，一旦心情憂鬱，她就對未來更加悲觀，倒數著倚靠助行器那天的到來。因為憂鬱症，她在認知上出現了偏差，是發炎的大腦讓她一直對未來做最壞的打算和想像。

是的，P太太知道自己發炎了。她知道她有類風濕性關節炎，她也知道這代表什麼。她是一位很容易問診的病人；久病成良醫，她知道面對一個素昧平生的小醫師，她該說些什麼。但我不相信她的憂鬱症純粹是因為她在擔心自己的病，就像笛卡兒學派的醫師說的那樣。我承認病人知道自己的發炎愈來愈嚴重時，一定會很沮喪。但我認為還是有其它方法可以來探討P太太的處境。她有憂鬱症不是因為她知道她在發炎，而是單純因為她正在發炎。

這怎麼可能呢？關節炎怎麼可能引起憂鬱症？我們先從大家對類風溼性關節炎的普遍認知是什麼開始說起。雖然關節炎的意思是關節疾病，但「類風溼性」基本上就是代表免疫系統出了問題。就某種意義來說，關節本身是免疫失調的受害者，也就是某種自體免疫失調。類風溼性疾病的病因源自於，免疫系統沒有去攻擊會造成感染的敵人（非自體），反而改去攻擊自己的身體（自體）。類風溼性病人的免疫系統製造出大量「壞」的自體抗體，附著在病人體內「好」的抗體上。這就好像有一部分的免疫系統認為身體遭受感染，但這場攻擊卻是另一部分的免疫系統製造出來的抗體所造成的。於是免疫系統開始自己打自己。這是典型「好」「壞」抗體之間的對決。更糟的是，連巨噬細胞也參了一腳。關節附近和體內其它地方的巨噬細胞妄下結論，以為有很多自體抗體在循環系統裡流竄（有很多子彈在半空中飛來飛去）就一定是因為附近出現真正的敵人。於是它們開始大量製造細胞激素，並吐出有毒的廢棄物，害關節發炎，並地毯式轟炸鄰近地區。這種轟炸行動可以持續好多年，原因是免疫系統沒辦法輕易消除源於體內的威脅。淋巴球不斷製造自體抗體，巨噬細胞也會不斷打擊錯誤的敵人，結果傷害到肌肉、骨頭和膠原蛋白。長期下來，病人的關節完全損壞。類風濕性關節炎是免疫系統的黑暗面，一個自殘的典型例子。

這是從免疫學上來解釋為什麼P太太的雙手會疤痕累累，變形到連果醬瓶都打不開，但它沒有解釋為什麼她一早醒來就精神不濟，完全不想起床吃早餐（更別提打開果醬瓶了）。但至少這顯示類風濕性疾病並不像我們以為的那樣，只是局部性的疾病。在臨床檢驗上，它可能看起來很局部：有些關節在發炎，其它地方沒有。但這個疾病的病因在分子層級上是全身性的，不是局部的。自體抗體和細胞激素在全身上下循環，不是集中在局部熱點上。這也是為什麼類風濕性疾病可以靠血液檢查診斷出來。對於像P太太這樣的病人來說，他們血液裡的細胞激素和其他炎性蛋白質濃度會比正常濃度高很多。她的整個身體都在發炎，不是只有關節。而整個身體也包括大腦。

回到一九八九年，當時我同意P太太照會醫師的說法，她是因為想到未來態勢嚴峻，所以理所當然出現憂鬱症。我當時並沒有追問下去，沒提出「但會不會是……？」這樣的問題。我當場立刻臣服在正統的笛卡兒二元論下。但我也不認為那時候誰有足夠的知識可以這樣提問：「但憂鬱症會不會只是她全身性發炎的一種症狀，跟她血液裡高濃度的細胞激素有關？」那時如果這樣問，一定會被認定是一種猜想，搞不好還會被當成瘋子，我只是一個還在受訓的小醫生，當然不希望資深醫師把我當成瘋子。也許這也是我當下閉嘴的原因，因為我察覺到如果再追問下去，這場對話恐怕會危及我的事業。只是三十年後，「但會不會是……？」這樣的問題仍縈繞在我心中。

P太太的憂鬱症（她精神不濟、沒有活力，感到悲傷和愧疚，特別是對於自己的病造成家人和同事的負擔與不便感到愧疚）會不會真的跟她全身性的發炎，以及血液裡高濃度的細胞激素有直接關係？若果真如此，想必可以在很多發炎性疾病裡（不只是類風濕性關節炎）找到憂鬱症這個共通點。

我還在醫學院念書時，免疫疾病被認為相當罕見而且令人費解。我們有學到全身性紅斑狼瘡，它造成關節發炎（關節炎）和血管發炎（血管炎），而這多少跟自體抗體把病患自己的DNA錯當成目標有關。我們也學到橋本氏甲狀腺炎（Hashimoto's thyroiditis）會造成甲狀腺發炎（不用說應該也猜得到），原因是自體抗體把病人自身的甲狀腺細胞當成敵人，不讓它們分泌甲狀腺素。我們也學到（或者說試著去理解）數十種診斷時有用但科學上還未分類的病症：乾燥症候群（Sjögren's syndrome）會造成唾腺發炎，病人會一直覺得口乾舌燥；僵直性脊椎炎（ankylosing spondylitis）造成脊椎發炎，使病人無法彎腰；貝賽特氏症（Behçet's syndrome）會引發關節炎和陰莖的潰瘍；牛皮癬（psoriasis）會造成關節炎，肘部皮膚出現突起的紅色斑塊。這些和許多其他的東西學校都有教，要辨識和用醫學術語叫出各種奇怪的免疫疾病，並不是問題。可是和現在相比，那時的我們對免疫系統的生物機制一無所知。

過去這二十多年來，免疫學有了重大突破。在這之前，像紅斑狼瘡這類疾病，我們只是模糊地覺得源頭應該是免疫問題，現在我們對其成因有了更多的了解。更顛覆傳統的是，我們也發現到很多疾病都和發炎和自體免疫有關。這些問題原本都被認為跟免疫系統無關。

在二十世紀時，關於動脈硬化，我們學到的是這是動脈增厚的毛病，原因是動脈壁的內膜下方有膽固醇堆積，要是堆積太多，動脈會完全阻塞。萬一那條動脈又剛好得負責輸送血液到心臟，病人就可能心臟病發作。學校在教這一段時，都會拿水管工程做比喻：動脈像水管一樣要通，靠外科手術打通阻塞的那一段動脈或者做繞道手術。到了二十一世紀，醫學院學生學到的卻是另一種完全不同的知識：膽固醇的累積會在動脈內壁裡引起發炎反應，巨噬細胞（在這種情況下，改名為泡沫細胞）會吞掉滴狀的膽固醇，直到自己塞滿了油脂，在顯微鏡下變得像泡沫一樣。這些動脈裡的巨噬細胞和其他巨噬細胞一樣，一生起氣來便會吐出有毒的廢棄物，附加傷害到附近其它細胞，然後也會把細胞激素釋放進血液循環系統。它們把動脈內壁膜變得更黏，血液細胞因此更有可能沾黏在上面，無法自由流通，進而結塊或發生血栓，甚至完全堵住血流。所以心臟病的發作不再像水管意外堵塞那麼單純，反而通常是動脈發炎下的最終結果。

如今提到任何疾病，你都很難不去想到這可能是發炎或自體免疫引起的，再不然就是它們的併發症。而且不管任何疾病，你都很難不把它們跟憂鬱症、疲累、焦慮或其它精神症狀聯想在一起。因為冠狀動脈發炎而心臟病發作的病人，在未來幾週內有百分之五十的機率可能出現憂鬱的症狀，總計約有百分之二十的人會憂鬱症發作。有長期心臟病的人出現焦慮和憂鬱症狀的比例上也明顯較高。對冠狀動脈疾病以及對心臟病預後不佳的病人來說，憂鬱是個風險因子。憂鬱和心臟病彼此影響，憂鬱和類風濕性關節炎也會。心臟疾病和關節炎這兩者都會提高憂鬱的風險，就像憂鬱會惡化心臟病和關節炎一樣。如果你有糖尿病，你的憂鬱症風險至少增加兩倍。多發性硬化症的病患則比正常人高出三倍的可能性會憂鬱症發作，自殺的風險也較高。這個清單可以一直列下去：愛滋病、癌症、中風、慢性支氣管炎，你想得到的都能放進來。不管慢性病患有什麼樣的生理失調，出現精神疾病症狀——像是憂鬱或疲憊——的風險都會增加。[20]所以P太太並非特例。

死忠的笛卡兒信徒可能還是會搬出那套歷久不衰的說法，反覆解釋：「如果我知道自己得了什麼很嚴重又亂七八糟的病，我也會很沮喪、很焦慮或很疲累。」一如往常，這說法並不完全錯誤，但也不全然正確。我們何不接受新的知識，承認幾乎所有嚴重的生理疾病都普遍有發炎的問題。許多病人的精神疾病症狀，可能都是那些造成生理症狀的發炎機制直接引發的，就像P太太的例子。

一鳴驚人的賣座商品

在後笛卡兒的世界裡，很可能消炎藥也有抗憂鬱的效果，能緩解類風濕病人或受其他生理發炎性疾病所苦病人的憂鬱、疲累和腦霧等症狀。從機制上來看，我們都知道細胞激素會被釋放到血液循環系統裡，在全身上下造成發炎，無論釋放細胞激素的巨噬細胞是來自罹患關節炎的膝蓋、粥狀硬化的動脈，還是爛掉的牙齒。細胞激素是很重要的傳播媒介，它可以把體內任何一處的發炎傳達給大腦的中央神經系統。因此我們預期，能打擊細胞激素的藥物（也就是抗細胞激素）在像P太太這類的病人身上，會特別有抗憂鬱的效果。

回到一九八九年，那時候還沒有這種藥。P太太多年來試了各種療法，甚至聽從那些博學醫師的建議，吞了少量金子，吞金子這做法在今天聽起來有點像是煉金術時代的符水，但在那時候，可是一種被視為治療類風溼性疾病的正當方式。沒有人確切了解，她所服用過的藥物到底有什麼樣的機轉、在體內是如何以分子型態展開作用。沒有任何藥物是專門用來抑制細胞激素。P太太也知道這些藥都沒什麼效，她只是不想多抱怨而已。

假設你想針對特定的細胞激素開發新藥，希望為P太太這樣的病人帶來比現有藥物更好的療效，你可以怎麼做呢？你可能循著帕拉塞爾蘇斯的腳步，利用藥物化學製作出成千上萬種待選的藥物分子，然後一一測試每一種準藥物，看哪一種能在試管裡最有效地破壞標靶細胞激素。在製藥產業裡，這種土法煉鋼的方法叫做「高通量藥物篩選法」（high-throughput screening），這方法正漸漸由機器人代勞，它們會無休無止、詳盡無遺地逐一檢測每一種待測藥物。但就算實驗室裡都是機器人，這過程也很耗時，而且最後找出來的藥物可能只是在實驗室裡擅長破壞細胞激素，但在動物體內或人體內的破壞效果就沒那麼好。又或者你最後可能找到一種很擅長破壞標靶細胞激素的藥物，但是它也很會破壞本來沒打算破壞的其它蛋白質。換句話說，在經過不斷嘗試錯誤和冗長曲折的化學作業之後，你的最佳待選藥物在病人身上的療效可能沒有像在實驗室裡那麼好，搞不好還會引發副作用，因為它不只鎖定標靶細胞激素，還會破壞其他對身體無害甚至有益的蛋白質。自從一九八〇年代以來，我們知道用生技製藥的替代方法找到新藥，效率高多了。結果好巧不巧，這樣全新生技製藥技術的第一波重大突破中，其中一個就是類風溼性關節炎的新療法。

對科學家來說，一旦確定類風溼性關節炎並非關節方面的疾病，而是免疫系統失調，使血液循環裡的細胞激素濃度過高，引發巨噬細胞的自體破壞行為，那麼最合邏輯的療法就應該是去找到藥物來制止細胞激素的訊號，遣散巨噬細胞大軍，減少對關節的附加傷害。原則上，抗細胞激素的藥物將能阻止關節炎惡化。在這當中，有一種叫做「腫瘤壞死因子」（tumour necrosis factor，簡稱ＴＮＦ）的細胞激素特別受到關注。免疫學家認定ＴＮＦ是類風濕性疾病的藥物應該鎖定的標靶。但接下來的問題是，要怎麼找到一種抗ＴＮＦ的藥物來專門打擊這個標靶，破壞這種細胞激素呢？這問題的答案也同樣來自免疫學。

如果，像ＴＮＦ這種人類蛋白質被注射進另一種動物體內時（假設是老鼠體內），牠的免疫系統就會認定人類的ＴＮＦ是一種抗原，是非自體的蛋白質，於是出現防禦反應。老鼠會有發炎的現象。牠的淋巴球會開始製造抗體黏附在人類的ＴＮＦ上，注射後的短短幾天內就把ＴＮＦ從體內消除。所以老鼠等於是被接種了疫苗來對抗人類的ＴＮＦ，牠的體內會有好幾個月的時間都有大量的抗ＴＮＦ抗體在血液循環系統裡流動。

這個生技製藥上的重要洞見是，我們可以利用生物自然的免疫反應來找出藥物，再加以製造。我們不必再用機器人大量篩選不知道有沒有用的待選藥物，而是改用老鼠來快速製造專門破壞人類ＴＮＦ的抗體。由老鼠體內製造出來的抗ＴＮＦ抗體，會被注射回患有類風濕性關節炎的病人體內。理論上，它們應該能發揮跟在老鼠體內時一模一樣的效果，快速消滅血液循環系統裡的人類ＴＮＦ。

要是ＴＮＦ確實是正確的標靶，那麼使用像抗ＴＮＦ抗體這種具有選擇性的強力藥物應該會發揮療效。但ＴＮＦ不是唯一一種會造成類風濕性關節炎的細胞激素，它也絕對不是唯一一種合理的標靶。有些專家甚至預測，在免疫系統的複雜溝通網絡裡，我們若只精確瞄準單一分子訊號，這種策略恐怕不會見效。但事實上，它的療效出奇地好。[21]

很多在理論上可行的新藥，最後都無疾而終。它們無法在現實中奏效，十之八九都有原因。要從生物理論找到新藥，幾乎不可能，而過去幾十年來，風濕病學裡成功的創新療法也是少之又少。但是以抗ＴＮＦ抗體來治療類風濕性關節炎，這種新療法在第一次臨床試驗中得出的數據簡直就像是直接灌籃得分。[22]接受臨床試驗的病患先被隨機分組，分別服用高劑量的抗ＴＮＦ藥物、低劑量的抗ＴＮＦ藥物，或安慰劑。四個星期過後，服用高劑量的病患裡有百分之七十九得到療效，低劑量的病患有百分之四十四，服用安慰劑的病人則有百分之八。於是第一波上市用來治療類風濕性關節炎的抗ＴＮＦ抗體（商品名是復邁〔Humira〕和類克〔Remicade〕）成了製藥史上最暢銷的產品之一。在一九九二年帶頭進行第一次臨床試驗的倫敦查令十字醫院（Charing Cross Hospital）免疫科醫師馬可．菲爾曼（Marc Feldmann）和萊因德．邁尼（Ravinder Maini），因而在二〇〇三年獲得拉斯克獎（Lasker Prize），這個獎算是醫學界的奧斯卡獎。截至二〇〇九年，抗ＴＮＦ抗體的全球市場被認為一年市值高達兩百億美元。這絕對是一鳴驚人的賣座商品，為很多病人改善病況的同時也賺了很多錢，不管在概念上還是執行上，都絕對創新，等於攤開了一頁新地圖，開拓出新的治病策略，為其它免疫疾病的抗體藥物標記出重要的開發路徑。第一批類風濕性關節炎的生技藥物所打開的疆域，從此成為現代醫藥裡最大宗且最具生產力的領域之一。

笛卡兒主義的盲點

既然抗細胞激素藥物對許多發炎性疾病的生理症狀有效，你可能會以為，我們對它在精神症狀上（也就是P太太告訴我的憂鬱、疲累和焦慮等症狀）的療效也會有更多的了解。或許也有人會想，若是有很多類風溼性疾病的患者認為疲累是他們面臨的最大問題之一，[17]那麼現在應該已經有大型的研究在釐清抗細胞激素抗體如何同時改善生理和心理症狀。但這想法太天真了。

自一九九九年起，第一批抗TNF抗體就成為英國國民保健署用來對付類風濕性關節炎的新藥。那是在我遇見P太太十年後的事。我不知道她後來有沒有試過抗TNF治療，又或者，如果她試了，這療法有沒有改善她的憂鬱症或類風濕性疾病的其他問題。那次看診之後，我就再也沒見過她，而且那是我在一般醫學領域裡的最後一份工作，接下來我就去當精神科醫師了。當時的我正準備要跨越醫療專業和保健署依照笛卡兒二元論所做的組織分類，去當「心」的專科醫師，不再是診斷生理機能的醫師，所以我從來沒有實際使用抗ＴＮＦ抗體為病人治療，也沒有親眼看過像Ｐ太太這類病人首度接受抗ＴＮＦ療法後的反應是什麼。但我跟有這方面經驗的醫師和護士聊過，大家告訴我的故事幾乎都一樣：病人變開心了，而且是很快就振作起來。他們告訴我，療效的預見性高到倫敦大學學院醫院（University College Hospital in London）類風溼病房裡的護士都希望輪到自己幫病人注射抗ＴＮＦ靜脈點滴，因為他們知道病人幾乎都會立刻覺得變好，而且充滿感激。我也得知，它的療效預見性高到有了個綽號，他們稱它是「類克嗨」（Remicade high）。

如果是細胞激素引發憂鬱症，那麼這絕對是你預料中的事：因為抗細胞激素應該也能抗憂鬱，所以注射抗ＴＮＦ，也會讓那些心智在發炎的人瞬間覺得很 high。但儘管類克嗨成了日常臨床經驗裡常聽到的話，它還是沒有得到太多重視，而是被當成安慰劑的反應一筆帶過，意思是如果今天病人被注射的是葡萄糖，卻被告知是類克，他們一樣會有類克晦。他們的雀躍是內心的映照：因為自以為接受了最新的有效療法，相信病況一定會有所改善。「High？如果你以為你剛剛服用的是最新型的暢銷藥品，一定可以改善關節問題，你當然會 high，不是嗎？」有少數科學研究曾對此說法提出質疑，測試後笛卡兒主義的假設：病人接受過抗TNF療法後之所以心情立刻變好，並不是因為他們一想到這種藥物的可能作用，就用比較正向的方式思考，而是因為這種藥對他們的大腦有抗發炎的直接療效。[23]類克晦給了我們一條重要的線索，為發炎心智所造成的憂鬱、疲累和其它症狀找到新的療法。我們稍後會再詳談這條線索。只是目前為止，醫藥界大多還是以心理錯覺來貶抑它。這又是一個擺在眼前卻視而不見的例子，二元論讓我們好盲目。

＊＊＊

在下一章裡，我們會轉向精神醫學的世界。通常這一轉，一切都會跟著改變。在二元論的宇宙裡，生理和心理是全然不同的兩碼子事。不過，就算我們從這邊換到另一邊，跨過所謂「正派醫生」和「trick cyclist」②中間的分水嶺，我們也會試著緊握住發炎這條線索，因為它很有可能可以把生理與心理綁在一塊。

②直譯是「特技自行車表演者」，這個詞在英國是精神科醫師的俗稱。

第四章　笛卡兒之後的哀愁

從黑膽汁到鬱症

在醫學上，憂鬱症比發炎還要古老。我們到羅馬時代才知道發炎的基本病徵，但古希臘時代就已經知道「憂鬱」（melancholia）這回事了。大約西元前四百年，在醫學之父希波克拉底（Hippocrates）門下的醫師就意識到憂鬱的兩個面向，我們現在稱作情緒和認知。一方面，他們看到了靈魂的痛苦，拉丁文是 *angor animi*，這種痛苦會透過恐懼、消沉、悲傷和鬱悶等方式來表現。另一方面，則是悲觀又不切實際的傾向，拉丁文是 *cogitatione defixus*，就像古羅馬醫生蓋倫（Galen）的病人「認為自己變成了蝸牛，一定得躲開其他人，身上的殼才不會被踩扁。還有人為肩上扛著世界的神阿特拉斯（Atlas）擔心，想像他可能會愈來愈疲憊，最後消失不見」。24

在當時，這些情緒和認知上的症狀被認為是生理毛病，也就是身體功能異常。例如，憂鬱是黑膽汁在脾臟裡累積過多造成的。根據希波克拉底學派的生理學，黑膽汁是四種體液（humours）之一。這四種體液掌控了病人性格、容不容易生病，以及對治療的反應程度等眾多面向。黑膽汁、黃膽汁、黏液和血液是體內循環的基本體液。它們彼此間的平衡為臨床上的疾病病徵提供了診斷的解釋。比如說黏液過多會使人變得冷漠，造成風濕和胸腔方面的疾病。黃膽汁過多使人易怒，比較容易出現肝臟問題。血液過多雖會讓人變得樂觀，但可能出現心臟疾病。黑膽汁過多則會讓人憂鬱。當時的抗憂鬱療法利用食療、運動、通便、放血來減弱黑膽汁所帶來的憂傷，重新平衡體液。

這些古老的觀念如今看來似乎有點可笑，因為我們知道沒有所謂黑膽汁這種東西，但這套理論主宰了歐洲醫學很長一段時間。英格蘭的醫師在一八五〇年代以前，仍然普遍遵循希波克拉底學派的傳統。對憂鬱症患者來說，用希氏療法來治病儘管不太對症下藥，但至少是從生理學的角度出發，比基於神學的治療好得多。例如，塞爾蘇斯雖然也是古時候的醫師，但他對憂鬱症的看法不屬於希波克拉底學派。他跟許多之前或之後的人一樣，認為憂鬱症是遭惡魔附身的鐵證，是惡靈俘虜了病人的靈魂，是對曾經做錯事或敗德的病人的懲罰。他建議的療法都相對嚴厲，包括驅魔儀式、鞭打、火刑、單獨監禁，或者用鐵鍊、手銬、腳鐐來限制行動。從早期到整個中世紀，再到十八世紀的獵巫，無以數計的憂鬱症患者遭處以極刑，人們偏執地認為他們身體無礙，而是靈魂著了魔。

在一八五〇年後，醫學界的機械革命（兩百年前笛卡兒一針見血地預告）開始佔盡上風，取代了希波克拉底學派。（醫學的改革腳步總是慢很多。）只不過一直要等到一九五〇年代，在笛卡兒之前或二元論之前的古代醫學理論（無論心理還是生理症狀都採同一套致病原因或因子，以體液解釋）才徹底瓦解，由身體機械論的醫學取而代之。如今，希波克拉底學派的詞彙僅剩一點留在現代的醫學字典裡。melancholia 是目前為止精神科醫師仍然會使用的字，但它指的不再是黑膽汁，而是一種診斷名稱，更正式的說法是「鬱症」（major depressive disorder，簡稱MDD）。

醫學院學生學到的發炎病徵從古時候到現在都一樣，而現代憂鬱症的症狀也跟兩千年前被診斷成憂鬱症的症狀沒什麼差別。只是發炎的典型特徵已經由全新的免疫科學深入地解析，但憂鬱症的臨床症狀卻沒有同等機械式的了解。美國精神醫學會（American Psychiatric Association）出版的《精神疾病診斷與統計手冊》（*Diagnostic and Statistical Manual*）第五版（簡稱*DSM-5*），[25]以勾選清單的方式診斷鬱症，裡頭羅列的症狀連古羅馬醫師蓋倫也會同意，包括缺乏快感（喪失樂趣）和厭食（食欲下降）。如果一個病人有兩個星期以上、兩年以下的時間，幾乎每天都處於悲傷或開心不起來的狀態，並符合清單上五種症狀的其中四種，就能證明這位病人患有鬱症。③*DSM*的編纂委員會是由幾位知名的精神科醫師組成，他們制定了這套檢測標準。檢測過程中不需要血液檢查或身體檢查，也不需要做X光或fMRI掃描。根據*DSM-5*的診斷統

③鬱症在*DSM-5*中文版中的完整診斷標準，請見此連結：https://aileenlin.gitbooks.io/intern-handout/content/C1-3/2.4.majordepressive.html。

計，我們不需要從人體取得任何資訊來幫助我們判別鬱症。事實上，如果血液檢查或X光顯示病人可能有身體方面的疾病，鬱症的診斷結果就不算數。照 *DSM-5* 的規定，如果症狀可能「因另一種疾病的生理作用所造成」，就不算是鬱症。所以奇怪的是，P太太可能沒有鬱症。雖然她符合 *DSM-5* 清單上的所有症狀，但是她的類風溼性關節炎會把鬱症的診斷結果完全否定掉。在二元論的二分法下，憂鬱症被官方孤立在心理那一邊，就像發炎在傳統上被認定在生理那一邊，道理一樣。

反正也沒人在乎。誰在乎憂鬱症一直被二元論關在精神病房呢？在現實生活中，這種學術性的思辨對憂鬱症患者，以及治療他們的精神科醫師和心理師，又代表了什麼意義呢？

背負的十字架

我相信對很多病人來說，這代表憂鬱症象徵了個人的失敗。如果憂鬱症純屬精神上的疾病，純屬心理作用，如果只是一種跟人家不同的情緒感受、思考或行為方式，我難道不應該為自己的憂鬱症負責嗎？就像我要為自己其它的精神狀況、想法和決定負責一樣。總覺得難辭其咎或者好像一切都是自己的錯，這些都是憂鬱症患者常有的感受。臨床心理師把這些視為認知偏差，也就是對自己出現負面而非正面思考的傾向。這是憂鬱症的一種特徵，可以靠認知行為療法（cognitive behavioural therapy，簡稱ＣＢＴ）來治療。但在比較嚴重的個案裡，自我批判或過度的自責，可能迫使病患做出自我懲罰或自我傷害的行為。個人失敗的想法也會轉變成虛無的幻想：病人誤以為自己已經死亡。而且不用說也知道，這些自我批判的偏執心理都是自殺行為的風險因子。

因此，在心理層面某種程度地攻擊自我意識（sense of self），或損傷自己的身體（自殺），是許多人憂鬱經驗中核心且嚴重的部分。這種情況幾千年前已經存在，所以我們不能完全怪在笛卡兒頭上。但是我相信，將憂鬱症完全隔絕在精神領域，並假設這全部是心理作用，可能加劇鬱症所帶來的罪惡感，也讓大家對憂鬱症和其他精神疾病更加羞於啟齒。

雖然已經說過很多次，但還是值得一提再提的是，如果今天是我的手臂斷了，至少身邊會有朋友幫我加油打氣。我也可能會幽默地描述這場意外是怎麼發生的，搞不好還可以分享一些血淋淋的故事，大家會開心地豎耳恭聽，表示同情，甚至也搬出自己的英勇故事，還會好心地提供他們在醫療上的經驗談。但如果是我的心理出了毛病，這些都不可能。假使我有憂鬱症，不高興，沒有希望，睡不著，覺得自己毫無價值，我很可能會發現自己總是形單影隻，沒有人想在用餐時聽我閒聊自己的絕望，我在精神科門診遇到的好笑事情應該也沒有娛樂效果，又有誰會想分享自己的類似經驗呢，一定會換話題，就算是我的朋友也可能「不知道該說什麼」。若是我有工作，我應該不會想讓老闆把「憂鬱症」這三個字寫進我的人資檔案裡。又如果我正在找工作，我可能得找些理由來解釋，為什麼在上一份工作期間請了好幾個月的病假。萬一我在競選公職，若是憂鬱症曝光，可能就不用選了。在某些國家，我要是想結婚，若被大家發現我有憂鬱症，婚大概結不成，甚至危及我兄弟姐妹未來結婚的可能。

這就是所謂的污名化。耶穌被釘上十字架時，手腳上的傷口在他身上留下了印記。他被當成犯人，被人用最羞辱的懲罰方式在身上留下記號。到了現代，憂鬱症和其他精神疾病的烙印不再那麼殘暴。我們以為現在比較文明了。沒錯，世界的確進步很多。我們不再像以前那樣對精神病患做出許多不人道的事，但我們還是不喜歡談論它，也還是不知道該說什麼。因為，如果這全是他們自己的心理作用，難道這些可憐蟲不應該怪自己嗎？二十一世紀污名化憂鬱症的方式不再是對病人做什麼（身體傷害或野蠻對待），而是無所作為和保持緘默。我們建立了虛擬的隔離室，將憂鬱症患者的經歷隔絕在日常對話之外，不予理會，讓他們自己去克服、去釐清問題、去自我振作，等完全好了再回來我們身邊。

如果說二元論將憂鬱症界定成心理問題，是在暗示這病或多或少是病患自己造成的，要怪他自己；那麼二元論也同樣是在暗示，他多少有責任自己去找出解決方法。雖然病人在家或在職場可能會羞於討論自己的病情，但我們還是寄望病人能夠進行某種對話，來了解自己的情緒從何而來，並建構起一個關於自己的故事，才好跟自己解釋為什麼覺得憂鬱，告訴自己憂鬱症代表了什麼。二元論架構的奇特世界裡，我們可能不想親自跟他們討論這個問題，但我們堅持他們必須找個受過訓練的人談一談。大家以為，這個人知道怎麼打破憂鬱症四周的沉默。

超級心理學家

過去一百年來，大家普遍認為，既然憂鬱症是心理疾病，那麼就可以（也應該）從心理上來治療。心理症狀需要心理治療，生理症狀需要生理治療，對一個奉行笛卡兒主義的好醫師來說，這完全合理。

發明世界上第一套心理治療的人理所當然是西格蒙・佛洛依德（Sigmund Freud）。我之所以說「理所當然」，是因為佛洛依德的名氣太過響亮，他的思想所帶來的影響力更是歷久不衰。

就算他常常是錯的，有時甚至錯得很離譜，

但他對我們來說不是普通人
如今，我們在由他掀起的喧嘩聲中
各自過活

如奧登（W. H. Auden）[26]所言，不管我們喜不喜歡，在某種程度上，我們全是佛洛依德的信徒。我們所說所做，不管多迂迴隱晦，都離不開他的精神分析。雖然佛洛依德的巔峰毫無疑問已經成為過去式，但他至今仍是 Google 學術搜尋最常被引用的作者，遠遠領先那些被輕量級引用的人物，譬如馬克思和愛因斯坦。我記得在倫敦精神醫學研究中心的圖書館，一眼見到一整長排的書架上擺滿淺藍色書脊、共二十四冊的佛洛依德全集時，那感覺有多震撼。至於其他人針對他二十四冊著作所寫出來的論文和書籍，加總起來則會塞滿整間圖書館。

我一向很好奇佛洛依德是怎麼開始的？他最初不是心理學家，沒有站在笛卡兒劃分的「心理」那一邊。他快三十歲前，一心想成為腦科專家，也就是我們現在說的神經學家，在二元論的分法裡，是生理那一邊。他是一些神經科學創始者的學生。他一開始的論文以顯微鏡解剖學為題，觀察個別神經細胞在「一種低等魚類」脊椎裡的分布。他也寫了一篇關於失語症的論文，失語症是由中風或其它腦部病變所引起的。在一八八四年，為了研究古柯鹼，他從默克藥廠（Merck）取得藥物，並自行服用。佛洛伊德是最先發現古柯鹼可以快速又可逆地麻痺鼻子和眼睛內膜的科學家之一。他知道這個發現對醫學有重大影響：或許可以將古柯鹼當作局部麻醉劑，用在鼻子或眼睛的外科手術裡。這個發現本來可以讓他在醫界一飛沖天。可是，在這關鍵時刻，他放下研究陪未婚妻去度假。等到他開心回來，早有另一位科學家（他的名字已遭後世遺忘）證明了古柯鹼可作為動物眼部手術的麻醉藥，搶先奪去了佛洛依德在眾人面前的鋒芒。後來他說（我覺得是反話）：「都是我未婚妻的錯，不然我早就成名了……不過我不怪（她）。」[27]他們在一八八六年結婚，安定下來。

接下來那十年，佛洛依德轉換跑道。他知道自己無法以神經學者之姿走上學術之路，因為他是猶太人，縱然專業能力夠，但維也納大學（University of Vienna）不會聘用他。為了養家，他必須在實驗室外挪出時間去私下行醫，靠著學術小眾聚會和少數幾位同儕和夥伴維繫專業上的人脈，比如約瑟夫．鮑洛伊爾（Josef Breuer）和威廉．弗里斯（Wilhelm Fliess）。

鮑洛伊爾的年紀比較大，在醫界已有盛名，人體有塊部位就是以他（和他的同事埃華德．赫林〔Ewald Hering〕）來命名，因為他們一起發現了赫—鮑二氏反射（Hering-Breuer reflex）。這種反射是指人在深呼吸的時候，心跳會變慢。你可以在家裡自己試試看。先安靜坐下來，按住手腕上的脈博，然後計算三十秒的心跳有幾下（大概三十五下）。接著深吸一口氣，屏氣三十秒，讓你的胸腔漲滿空氣，繼續測量脈博。最後慢慢吐氣，仍然量著脈搏。你會發現，當肺部充滿空氣時，你的心跳比較慢，等你又開始正常呼吸時，心跳又會變快。這就是赫—鮑二氏反射作用。肺臟的飽漲會透過迷走神經傳送訊號，讓心跳次數立刻自動地反射降緩。這是迷走神經作為大腦和身體之間媒介的一個例子。後來，鮑洛伊爾和佛洛依德合作，轉向研究以催眠治療年輕婦女的歇斯底里。一八九五年時，他們聯合發表了一系列的個案研究報告。

弗里斯比較年輕，不像鮑洛伊爾在科學上有傑出的成就和盛名，不過這對佛洛依德來說反而更有發揮的空間。弗里斯是一個「聰明但情緒不太穩定」的柏林外科醫生，喜歡用古柯鹼當麻醉劑進行鼻部手術，對生理節奏有莫名的興趣，比如每二十三到二十八天一次的月經周期。弗里斯和佛洛依德於一八八七年首度碰面，接下來大概大量通信了十五年的時間，他們想一起發展一套鼻部—生殖器理論，以古柯鹼塗抹鼻子或進行鼻子手術，來治療女性生殖器所引發的精神或歇斯底里症狀。[28]

一八九五年九月，佛洛依德到柏林拜訪弗里斯，待了幾天之後，在回維也納的路上，趁著火車搖搖晃晃過了幾站，他開始振筆疾書，寫出一篇堪稱他智慧結晶的文章，正式從大腦領域轉換軌道進入心理。他在短短幾週內寫了四萬字，並火速寄給弗里斯。弗里斯的回信內容是什麼，我們不知道，因為佛洛依德後來把弗里斯寄給他的信全銷毀了。我們只知道幾年後，當佛洛依德對這份友誼的熱情冷卻到連在自傳裡都隻字不提弗里斯的名字時，竟還試圖毀掉那篇文章僅存的複本。還好當時透過迂迴的管道從德國納粹底下私運出來，一直到一九五〇年才發表，定名為《科學的心理學》

（*Project for a Scientific Psychology*）。[29]這是精神分析的最初宣言。精神醫學研究中心圖書館裡的所有淺藍色書冊，都是源自於這本還未完成且差點出版不了的藍圖。

在佛洛依德的想像裡，有一條難以捉摸的精神能量（psychic energy）遵循著物理的運動定律運行，它流經一連串的神經細胞迴路，但無法被量測，人的意識內容就是由它的行進方向決定。他以圖解表示（圖五），這在他多產的文字中非常少見。他大膽跨越笛卡兒學派的二分法，從他在生理這一邊的神經科學基礎，跨越到心理那一邊的未知領域。佛洛依德沒有以實驗來測試或證明自己的想法，以當時的神經科學技術，他就算試了也不會成功。佛洛依德的《科學的心理學》企圖根據新崛起的大腦科學來創造一門新的心理科學；他創出「精神分析」（psychoanalysis）這個新字就是想革命性地將心理變成一門科學，雖然結果不如預期。對佛洛依德來說，他一開始的構想是，讓精神分析成為心理和生理之間的連結點，沒想到後來卻完全往心理方向走去。

佛洛依德聽病人說話，也聽病人沉默。當他在聽病人說話或不說話的時候，他也在聽自己的聲音。一切都在兩人的腦袋裡，都在移情和反移情的辯證當中。精神分析

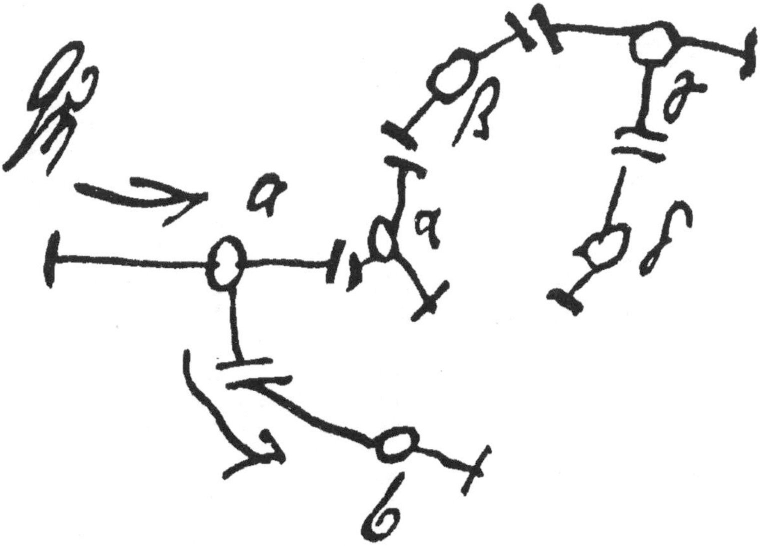

圖五：佛洛依德的自我（the ego）初稿

這裡以一種隱晦的符號來表示精神能量（或稱欲力），看起來有點像英文字 quantity 的字首 q。它會進入這幅象徵大腦的簡單示意圖裡，從一個神經細胞流向另一個神經細胞。它的流向是由神經細胞之間的缺口阻力和細胞能量被充飽的程度來決定。佛洛依德假想第一個神經細胞 a 代表仇視的記憶，當那個細胞被精神能量活化時，心裡會出現一個不太愉快的記憶。然後欲力的能量會自動穿過第一個細胞去活化第二個細胞 b，而這是一個負責不愉快和悲傷的神經細胞。另外那群被標明為 α、β、γ、δ 的神經細胞（佛洛依德稱之為自我）可能已經充飽能量，會把正要進來的精神能量量子轉到它們這邊來，遠離那個不愉快的細胞，抑制原本被仇視的記憶所啟動的悲傷情緒。這是他原始構想裡的心理防禦機制圖，自我會下意識地壓制被引出的痛苦情緒，在他那個時代裡這是很前衛的神經科學。在這幅想像出的簡圖中，佛洛依德甚至連細胞與細胞之間有突觸間隙（synaptic gap）的存在都認可了，儘管那時候沒有任何人能實際看到那間隙的存在，就連偉大的拉蒙・卡哈（Ramón y Cajal）也沒有。（圖八）

的醫病關係成了佛洛依德新的實驗室。在這樣耗時的諮商過程中，他把聽聞到或推論出來的東西當成原始素材，寫進那幾本讓他舉世聞名的著作裡。他的理論最後不提大腦的精神能量，轉向強調「欲力」（libido）④。欲力有自己的生命故事，可以回溯自出生期以及嬰兒與父母親的最初關係。

孩子與父母之間的關係，或者孩子在現實或想像中受到的性虐待，都可能打斷或干擾欲力的發展。欲力可以驅動意識，也可以下意識地滯留，潛伏在心裡，附著在已經遺忘的創傷記憶之上。因為不想在成年後重新經歷童年時的慘痛羞辱和剝奪，欲力悄然曲折成精神症狀，代替痛苦。精神分析可以找出深埋心裡的欲力積存，加以釋放，解除欲力對嬰兒期的各種依附，緩和下意識的壓力所造成的症狀。

佛洛依德認為，從實驗室裡的長椅到精神分析的沙發，一切都是他的成就。精神分析完全是他自己探索出來的，獨一無二，靠的是一種不畏艱難的自我分析。任何人若想成為精神分析師，都得先接受佛洛依德的分析，再不然就是由被佛洛依德分析過

④libido，即身體器官的快感，也有學者直接音譯為「力比多」。

的分析師來分析。精神分析這行業一開始像個大家族，每位分析師都透過自己的分析來接續佛洛依德的威權。只是隨著家族的擴大，紛爭增加，開始分門別派。精神分析理論變得多元，各個派系有各自的術語和焦點，各自激盪，最後統稱為心理治療。

現在的病人若想在英國國民保健體系下治療憂鬱症，已經不太可能再接受佛洛伊德式的精神分析。這方法太耗時間，也太昂貴，再說也從來沒有足夠的證據證明它的理論是有效的，又或者比其它不同派別的心理治療更管用。[30]有很多研究已經證實，為憂鬱症進行（某種）心理治療，平均而言會比什麼都不做來得好，而且對有些人來說真的很有效。可是這跟究竟是佛洛依德的精神分析、榮格（Jung）的分析心理學、貝克（Beck）的認知療法，還是其它名家掛名的心理治療，一點關係也沒有。要想預測治療反應如何，最好的方法不是看治療師的訓練背景，或者治療手冊裡寫了什麼，而是看治療師跟病人之間的「治療同盟」（therapeutic alliance）強度如何，也就是彼此關係的品質好不好。也許，對很多病人來說，只要能找到人聊，一個很懂得或至少認為自己知道該說什麼和不該說什麼的人，一個能打破憂鬱症四周沉默的人，才是心理治療成功最重要的因素。

污名化和心理治療兩者都是笛卡兒學派二分法之下的產物。憂鬱症被孤立起來，純粹當成心理作用失調。當人們接受或謹守心理和生理之分的正統醫學思想（medically orthodox ideology，簡稱ＭＯＩ），這就是憂鬱症患者的日常經驗。我們可能認為污名化不好、心理治療還不錯，但在二分法的世界裡，它們其實半斤八兩。只是笛卡兒學派千算萬算，沒算到抗憂鬱劑的出現，而且還在目前正規的臨床治療上相當流行。

因為一個由笛卡兒的理性思維點亮的世界裡，百憂解這種藥是不可能存在的。

在療養院裡起舞

藥物是分子，是原子的集合，是物理世界裡的微小碎片，可以瞄準、干擾人體的生化機制。但如果你是笛卡兒學派的鐵粉，一定無法相信怎麼會有藥物能夠改善憂鬱症或其它任何令人討厭的精神疾病？又如果你是一個徹頭徹尾、完全不肯妥協的二元論者，認定一個人的心神跟物質世界扯不上關係，也跟笛卡兒一樣相信人體死亡之後，靈魂可以繼續活下去，那麼精神藥物在你的邏輯看來根本不合理。因為如果精神症狀是「心靈」混亂不安引起的，投藥給大腦或身體的機制怎麼可能治好？這就有點像是你想幫一個樂器調音，可是你不是用耳朵聽，而是用眼睛看。

但事實上我們都知道，很多精神藥物是存在的，從很久以前一直到現在都受到人類廣泛運用。酒精、鴉片、致幻性蘑菇（psilocybin）、大麻素和阿托品（atropine）都是早期人類從植物中找到、可以改變心理狀態的幾種藥物，比希波克拉底早了十萬年左右，就已經運用在史前的祭典或治療儀式上。後來整個古世紀和中世紀，希波克拉底學派的處方文獻中，大量又有創意地使用藥草，來重新平衡反覆無常的體液。十七世紀時，像倫敦這種大城市裡的藥師，都很熟悉藥草的培植和藥材調製，他們的同業公會或協會財源滾滾、事業上雄心勃勃。一六七三年，因房地產投資和牙買加蔗糖園致富的漢斯．史隆爵士（Sir Hans Sloane）幫藥師公司（Apothecaries’ Company）

打造了一座美麗的花園，座落在離泰晤士河很近的切爾西（Chelsea）。身為莊主，他可以從世界各地運來新的植物。建造花園的目的是為了描述、登錄並研究剛運上岸的植物，其中很多來自小亞細亞、加勒比海地區、美洲、中國和南非，全是英國科學界沒看過的品種。這些植物會被小心評估用途或特質，看適合當作食材還是紡織素材，或者做為藥材。史隆是個精明的投資客，在他眼裡，這種冒險的生意模式可能沒什麼不對。對一個在十七世紀就有前瞻思維的倫敦藥師來說，他一定是發現了許多研發創新的機會和全球業務成長的契機。史隆的判斷是對的。兩百年來，用藥草治療希波克拉底所謂的脾氣暴躁是個大商機。直到大約一八五〇年，希波克拉底學派的理論因為人體機械論的發現而瓦解，藥草療法也隨之面臨困境，逐漸被化學藥物的創新發明趕上。

史隆的事業模式雖然持續成功，但排山倒海而來的是顧客（病人）的挖苦和懷疑。在十七和十八世紀，那些必須看醫生的人，就算是在巴黎這種現代化的歐洲都市裡，要從醫師口中問出自己的病因難上加難。那時候的醫師最為人詬病的是他們很愛喋喋不休地說著大家聽不懂的專業術語，說一堆不合邏輯又兜圈子的推論，還不時搬出許多隱晦的希臘文和拉丁文。像伏爾泰（Voltaire）和莫里哀（Molière）這些諷刺作家，就常在他們劇作裡嘲諷醫界的醜態、貪腐和致命。

莫里哀一定看過很多醫生，有時候大概很絕望，不得不背離自己的判斷，因為正值事業高峰的他正在和肺癆生死拔河。肺癆是肺結核以前的說法。他八成見識過醫師的趾高氣昂，也看過醫師互相爭辯的場面，所以很清楚他們是自大加無能的綜合體。在《無病呻吟》（*Le malade imaginaire*）[31]這齣獻給路易十四的芭蕾喜劇，舞台帷幕一打開，就有一位牧羊女用甜美的聲音唱道：

醫生，你們的學識純屬錯覺
你們的療法只是垃圾，你們的命令讓人困惑
你們大而無當的拉丁文字治不了病
害我得自行承受這令人作嘔的悲傷

從我的傷痛中可以確定一件事：
醫生，你們的學識根本荒謬。

以前科學還未能判讀肺結核，也沒有抗生素可治療，所以很多男女死於肺癆，莫里哀也是。不過他大概是史上第一個死在舞台上的肺癆患者。這齣新戲，也是他最後的作品，在巴黎首演時，莫里哀扮演重要的疑神疑鬼病人。演到第四個晚上，他開始狂咳血，真正的血，沾在他的綠色緞面戲服上，顯眼到連坐在戲院最角落的觀眾都看得到。他當場倒在觀眾面前，幾個小時後就死了。他終生反對希波克拉底學派的醫學，而這是僅只一晚的震撼演出。

你可能會問，如果事情真的像莫里哀所說的那樣糟糕，為什麼來劇院的巴黎時尚觀眾還在找這些可笑的醫師看病？莫里哀諷刺了當代醫學之惡，但觀眾沒有就此不看醫生，只是捧腹大笑。他們離不開這些醫師。即使是最挑剔的客戶也無法遏止這種商業模式，因為他們別無選擇，而且人肯定會在某個時候生病。縱使有聲譽上的風險，希波克拉底派獨霸一方，所以生意興隆。但是，一旦病人開始能自己取得化學藥品和藥草，它便在市場競爭中輸得一蹋糊塗。

漢斯·史隆爵士是人脈極為廣闊的醫師兼科學家，一六七〇年代，當他還在積極經營那座切爾西藥草園（Chelsea Physic Garden）時，可能就曾耳聞有人預言他的生意模式前途堪慮。做出此預言的人名為菲利浦·奧雷歐魯斯·西奧弗拉斯塔·龐貝士·馮霍恩海姆（Philppus Aureolus Theophrastus Bombastus von Hohenheim，圖六），但是在一五二〇年代，大概三十歲的他就開始自稱是帕拉塞爾蘇斯。父親是瑞士的醫師，所以他從小就開始學習醫術和煉金術。他很有自信，也很有天份，早就做好行醫的準備。可是他不願接受希波克拉底學派的傳統，也不願拿執照。他公然燒掉古老文獻的複本，批評藥師販售騙人的藥劑，甚至瞧不起醫師。他不管到哪個城市，都故意激怒當地的醫學權威，以致於被人從巴賽爾（Basel）趕到蘇黎世（Zurich），再從蘇黎世趕到海德堡（Heidelberg），終其一生在各城市流浪。他自認是醫界的激進派，就像是教會的改革者馬丁·路德（Martin Luther）。他提出三種帕拉塞爾蘇斯元素

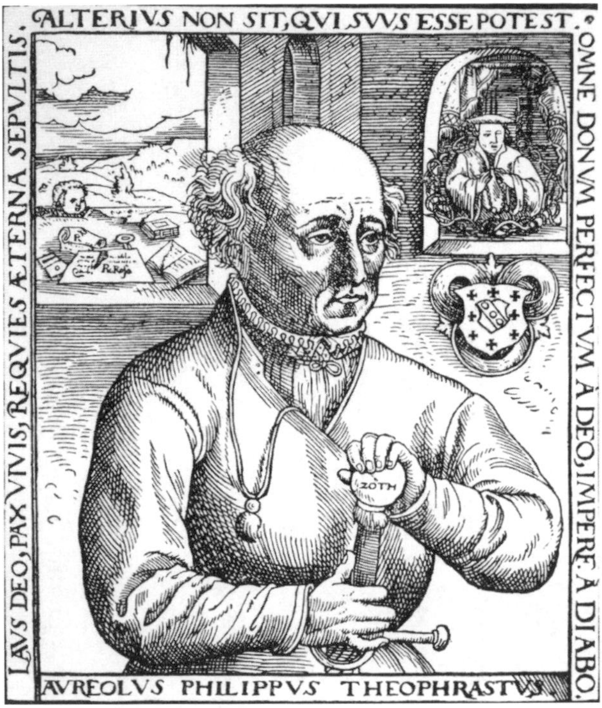
ALTERIVS NON SIT, QVI SVVS ESSE POTEST.
OMNE DONVM PERFECTVM À DEO, IMPERF. À DIABO.
AVREOLVS PHILIPPVS THEOPHRASTVS
LAVS DEO, PAX VIVIS, REQVIES ÆTERNA SEPVLTIS.
ZOTH

圖六：製藥業裡的第一位預言家

帕拉塞爾蘇斯外表不好看，也沒有什麼男子氣概。他終生未婚，長不出鬍子。據說是因為青春期之前得過嚴重的腮腺炎，結果感染到他的睪丸，造成壞死。不過，從刻在這幅圖畫邊緣的個人座右銘來看，他倒是挺有自信的：「別讓任何人擁有你，你只屬於你自己。」圖像中的他四周被神祕玄妙的符號包圍，這些符號代表的是他的密教信仰。譬如在他後方有扇窗戶可以看見外面的景色，而窗景裡有一個象徵玫瑰十字會（Rosicrucian）的孩童頭顱。他的雙手抓著一把出處神祕的巨大寶劍，稱為「阿佐特」（Azoth），是自然力量下一個具有魔力的字。你絕不可能從這幅看起來冷靜自持、深奧神祕的肖像中看出什麼端倪。只是帕拉塞爾蘇斯惡名昭彰地好辯，只要喝醉酒，就會開始在空中揮舞他的阿佐特劍，把自己的論點一清二楚地說給眼前幾個正在跟他吵架的笨蛋聽。專家認為，或許就是這樣的脾氣讓他在四十八歲時橫死在酒館外。後佛洛依德時代的我們認為，那把不同凡響的阿佐特劍，是用來補償他生前被去勢的一種陽具象徵。

（Paracelsian elements，硫磺、汞和鹽）來取代希波克拉底學派的四體液說，並利用這些元素來做為他在化學療法上的主要原料。

一五二九年，他流浪到紐倫堡（Nuremberg），當地的醫師在他的奚落和嘲諷下憤而下了戰帖，要他有本事就治好當時無藥可醫的病人：十五名患有法國性病的人（那時候說德語的人都如此稱呼正在流行的梅毒）。帕拉塞爾蘇斯於是去到痲瘋病區探訪病人，這些病人都被隔離在城牆外。結果他的治療出現了奇蹟，梅毒病人皮膚上的潰瘍和瘡竟然都消失了（或者至少消失了一部分），因為他創新又隱密地用了汞軟膏。其實病人並沒有像他宣稱的那樣完全康復，而是附著在皮膚表面的梅毒病菌被汞殺死了，所以癒合了外表的潰瘍，可是體內還有很多沒有處理到也看不到的病菌是他的軟膏無法深入的。無論如何，他的療法好到足以保障他安全走出紐倫堡，回到大路上。十二年後，他在薩爾斯堡（Salzburg）城外的一場酒醉鬥毆中遭人殺死。

帕拉塞爾蘇斯死時身無分文，死前的名聲也不好，不過他倒是某種程度準確預見了未來趨勢。他死後三百年，也就是十九世紀後半葉，他終其一生都在憤怒對抗的希波克拉底學派因笛卡兒主義的來勢洶洶而終於徹底瓦解。像默克和羅氏（Roche）這些藥廠開始改用化學來發現、提煉、量測及製造藥物，不再仰賴煉金術了。一門全新的產業正在從化學和染料公司當中崛起，其中很多家都設在巴塞爾這樣的都市裡，而巴塞爾正是帕拉塞爾蘇斯生前經常造訪的城市。製藥產業開始有組織地從事他以前在煉金術工坊裡做的事，只是他們做得很成功，甚至帶動了科學的進步。

第一個重大突破是傳染病的特效藥，在二十世紀前半葉首度出現。帕拉塞爾蘇斯用汞治療梅毒，這對病人來說非常危險，汞在一九一〇年左右，被更有效且毒性較低的化學藥物給取代了。從一九四〇年代開始，第一代抗生素盤尼西林（Penicillin）功能強大又安全，治好了梅毒和其他感染。到了一九四〇年代和五〇年代，治療肺結核的抗生素新藥出現，誤打誤撞地為治療憂鬱症開啟了一扇製藥生意的大門。百憂解時代就是在這一波抗生素的創新改革中意外降臨的。

為了研發出新一代的抗結核藥物，羅氏這類藥廠循科學邏輯，先在實驗室裡篩選各種不同分子，看看哪一種可以有效殺死結核桿菌（*Mycobacterium tuberculosis*）。他們正確地推斷，如果有化合物能在試管裡或老鼠身上殺死這種病菌，就表示也可能用來治療人體。碰巧，在二次世界大戰結束後，聯軍接收了一大批叫做聯氨（hydrazine）的化學品，本來是德軍飛機和飛彈的火箭燃料，現在聯軍拿來作藥物研究。羅氏藥廠利用聯氨合成出數百種新的分子，再進行篩選，找出能把老鼠體內結核菌有效殺死的分子。最後他們找到一種叫 iproniazid 的分子可以阻止病菌繁殖，延長受感染老鼠的壽命。下一步就是測試它對人類是否也有實際的療效，於是羅氏藥廠開始進行臨床試驗。

二十世紀初，被稱為「白色瘟疫」的肺結核在紐約是排名第二的死因。一九一三年，紐約為肺結核病患在史坦頓島（Staten Island）一處靜僻不受打擾的地方，蓋了一家大型醫院。海景醫院（Sea View Hospital）一來設計成療養院，供病人休養，享受新鮮的空氣、陽光和心曠神怡的美麗海景。同時，也是一座監獄，隔離病人，那些病人將在這裡逐漸惡化，眼前風景再好都躲不過死亡。當時沒有有效的療法，病人只能奄奄一息地躺在床上，日益消瘦，鬱鬱寡歡，疲憊不堪，病情每況愈下。結果，一九五二年在海景醫院進行的 iproniazid 臨床試驗，竟不可思議地將院內的陰鬱氣氛一掃而空。病人服藥後立刻恢復精神，變得活潑熱情，願意與人打交道，胃口也變好了，連肺病也不再繼續惡化（圖七）。這是第一次有病人可以活著離開海景醫院，重回城裡過正常的生活。一九六〇年代初期，這些病房幾乎完全遭人廢棄。現在，醫院的廢墟殘留下來，被指定為歷史古蹟。

黃金年代

那時，沒人懷疑 iproniazid 和其他特效藥對肺結核的療效。報紙號稱的靈丹，在醫師眼裡有扎實的科學根據。可是，iproniazid 讓病人心情突然好起來又是怎麼一回事呢？奉行笛卡兒主義的醫師認為，這一定是安慰劑作用。早期的臨床試驗很多不是盲測，也沒有控制變因，接受試驗的病人相信自己服用的藥物可以治癒身上的惡疾。如果知道自己可以逃過一死，誰都會精神一振吧，不是嗎？但也有些醫師認為，病房裡

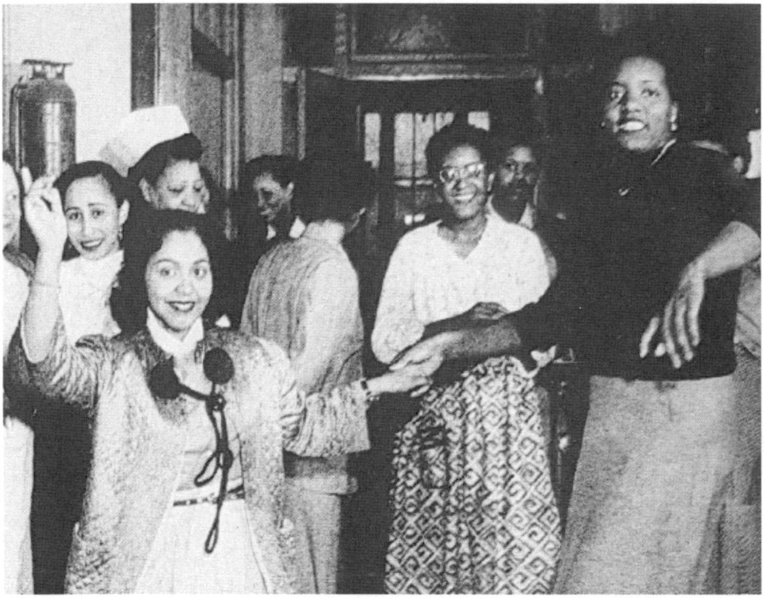

圖七：抗憂鬱劑剛出現時的歡樂情景

《生活雜誌》（*Life*）在一九五二年刊了一張照片。一群被判定無藥可醫、註定要死於白色瘟疫的肺結核病患，加入了 iproniazid 的臨床試驗後，重展笑顏。所有病房充滿了歡欣鼓舞的氣氛，病人「肺裡有洞，廊上舞動」，慶祝自己再生。他們非常幸運，他們所接受的藥物，是第一批能有效對抗結核桿菌藥物中的一種，該藥之後也意外成為全球第一個抗憂鬱劑。

這樣的歡騰氣氛不只是安慰劑作用，他們覺得這種抗結核藥物也許對人類大腦發揮了未知的作用。

內森・克萊恩（Nathan Kline）跟一九五〇年代紐約其他正嶄露頭角的精神科醫師一樣，很清楚佛洛依德理論的流行。當時美國的精神醫學，精神分析是主流。可是克萊恩對海景醫院結核病試驗所透露的訊息大感興趣。他認為 iproniazid 是「精神充電器」（psychic energizer）。它可以像精神分析一樣點燃低迷的欲力，不過是靠吞藥片的方式，而非躺在沙發上。他率領了一小群精神科醫師展開臨床試驗，在憂鬱但沒有罹患肺結核的病人身上測試這種藥物。[32] 一九五七年，他們宣布已經在二十四名病人的身上投藥，其中十八名經過五週的療程之後，不管是心情還是社交參與度都獲得了改善。這個實驗沒有變因控制安慰劑效果，而且大部分病人的診斷是思覺失調症，而非憂鬱症。像這樣的實驗結果以今天的標準看來，漏洞百出、不足採信。但是還不到一年，就有四十萬名憂鬱症患者服用了 iproniazid，儘管這種藥當時只有核准使用在肺結核病患身上而已。在羅氏藥廠董事長的支持下，克萊恩成功讓這個藥物獲得批准並得以上市販售。七年後，另有十種新的抗憂鬱劑上市，總共有超過四百萬名病人服用過抗憂鬱劑。克萊恩於一九六四年得到了名利雙收的拉斯克獎，諾貝爾獎似乎非他莫屬，因為「身為精神科醫師，他厥功甚偉，革新了精神病患的照護和治療」。[33]但是有一個曾幫忙克萊恩做臨床試驗的同事不這麼認為，他把克萊恩告上法院，索求一半的功勞和對分一萬塊獎金。克萊恩付了錢。至於諾貝爾獎，從沒頒給他。

雖然市場大賣，這些主角的事業起伏也讓人眼花撩亂，但我們要記得還有一個問題沒解決，那就是 iproniazid 究竟為什麼可以當成抗憂鬱劑來使用？「精神充電器」這幾個字對不同的人來說或許代表不同的意思，但在科學上卻是謬誤。怎麼可能有一種實體藥物能帶給心靈一種類似欲力的能量？總該有更好的理由可以從大腦的生理或化學機制來解釋 iproniazid 怎樣發揮作用吧。在那個時候，也就是一九六〇年代早期，大家正在熱烈討論神經細胞如何透過突觸機制來互相連結，最流行的詞彙是神經傳導物質，比方說都被歸類為兒茶酚胺（catecholamine）的多巴胺和腎上腺素。幾位走在前端的精神科醫師探索了 iproniazid 和其它抗憂鬱劑的非精神作用機制，借用神經科學的新知，提出很有影響力的理論，說明抗憂鬱劑的作用和憂鬱症一開始的成因。但為了了解這些理論以及它們如何促成百憂解的出現，我們必須從更早之前講起。

現在我們都知道，人的大腦由大約一千億個神經細胞通力合作，形成中樞神經系統。各細胞之間的溝通顯然很重要，讓它們能構成一個系統發揮作用。可是神經細胞究竟是如何彼此溝通的呢？第一個開始正確回答這個問題的人，是一個和佛洛依德同時代的西班牙人，叫聖地亞哥・拉蒙・卡哈（Santiago Ramón y Cajal），如今他被公認是現代神經科學之父。他對顯微鏡的嫻熟運用幾近出神入化，懂得利用新的染色技術為各神經細胞著色，在視覺上將它們從四周的神經組織裡分隔出來。於是當他看顯微鏡時，就能細微地觀察到細胞與細胞之間錯縱複雜的關係。以前鮮少有人知道可以這樣觀察神經系統，一個例外是卡米洛・高基（Camillo Golgi），一名來自義大利帕多瓦（Padua）的解剖學教授。卡哈使用的染色技術就是高基稍早前發明出來的。

卡哈除了有辦法看見幾乎前所未見的神經系統之外（當然這已非易事），也能極度精準、藝術地將所看到的畫下來。他是一個工作狂，獨立製作出數量龐大的神經細胞顯微幻燈片和圖畫，每一張的做工都極盡完美。他曾出過以脊椎動物大腦為主題的重要論文和教科書，內容包括不同發育階段、不同健康狀況的人類和其它動物（圖八）。他權威地認為，雖然神經細胞非常緊密地彼此連結，它們一定各自獨立。就算是最緊密的一對細胞，彼此間也一定留有空間或缺口。對一個非常謹慎的觀察者來說，這個主張頗為大膽，因為卡哈不可能實際看到所謂的缺口。他推測缺口一定是窄到連十九世紀最高倍數的顯微鏡都看不到。

不是每個人都同意他的論點，高基就不同意。當高基像卡哈那樣看顯微鏡時，他看到的是無數染過色的細胞核稠密地分布在神經組織裡，和細胞質的細絲在核體間形成複雜的紋路。高基跟卡哈一樣，看不到細胞和細胞之間有任何缺口或間隙。這對高基來說，就代表中間沒有缺口。只要看不見，就表示不存在。在他的形容裡，他看到的是合胞體（syncytium），一個神經組織的單一連續網絡。於是他對卡哈丟出了幾個尖銳的問題：如果我們看不到神經細胞之間的缺口，為什麼我們要相信就是有缺

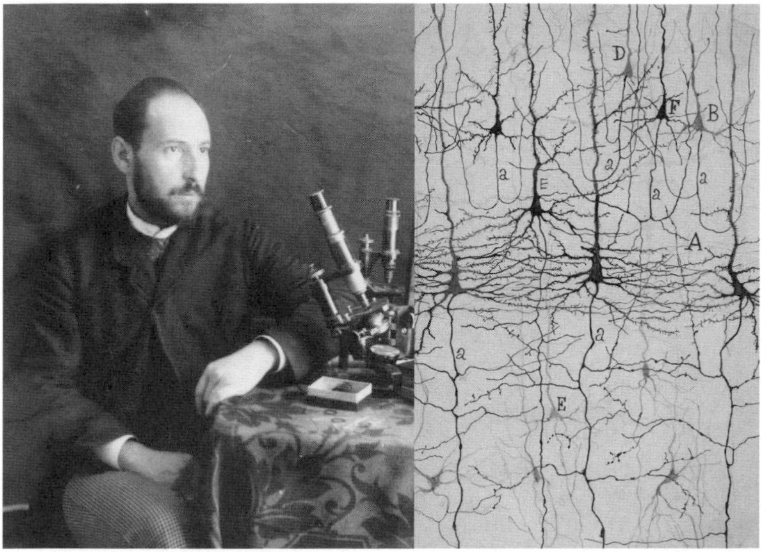

圖八：先知和突觸

小時候的卡哈最想當畫家，但是在父親說服下成為醫師，雖然不違親命，但其實他不喜歡。不過也是這樣的藝術天分，讓年輕的他在一張老舊廚房桌上，透過一台銅製顯微鏡，以筆墨精準畫出第一次清楚看到的神經細胞，完成一幅幅令人驚豔的畫作。他看到每一個細胞彼此緊密連結，形成神經細胞的網絡。他其實並未在兩個細胞的連結處所在看到任何缺口，但他還是相信這缺口一定存在。到了一九五〇年代，也就是他死後二十年，世人終於證明他是對的，如今突觸間隙被認定是事實，中間橋樑是血清素這樣的神經傳導物質，兩個神經細胞緊密相鄰卻沒有貼在一起。（圖十）

口？還有，就算細胞之間真的有缺口，就算是窄到看不見的缺口，細胞要怎麼彼此聯絡呢？諾貝爾獎委員會無法決定誰才是對的，於是在一九〇六年，同時頒給高基和卡哈這兩人諾貝爾獎，表彰他們同樣傑出的成就和互相矛盾的理論。四十年過後，兩人早已離世，人們首度使用倍數比舊的光學顯微鏡大了很多的電子顯微鏡來觀察神經細胞，結果卡哈始終相信的缺口清楚出現在鏡頭下，也就是細胞之間的突觸間隙。

這個結果解決了高基的第一個質疑，我們不必再盲目相信一個看不見的缺口，它真的存在。但這也使得他的第二個質疑變得更迫切需要答案。既然我們知道缺口存在，那麼神經細胞究竟是怎麼跨越它來聯絡彼此呢？細胞之間的突觸間隙一般來說不到千分之一公厘寬。雖然窄到不行，但終究存在，也的確是個缺口，裡頭充滿了含有鹽分和分子的水溶液，電流無法通過。因此承載訊息的電脈衝從神經細胞的這一端來到另一端之後，無法直接穿過突觸間隙，活化隔壁的細胞。這種電子訊號必須轉化成另一種訊號，才能跨過缺口，將接力棒傳下去，在兩個神經細胞之間進行溝通。

我們現在知道，突觸是靠著化學訊號在缺口處搭起橋樑。上游的神經細胞製造出被稱為「神經傳導物質」的化學訊號，然後在電的刺激下釋放進突觸間隙裡，它們會很快瀰漫整個缺口，與下游細胞表面的受體接合，產生電活化作用。這就是電子訊號如何從一個神經細胞跳到另一個神經細胞的方法。在一九五〇年代，大家開始知道大腦會利用多種不同的神經傳導物質來達到這個目的。因此，高基的第二個問題無法光用一句話回答。有些突觸間隙得靠腎上腺素分子作為橋樑，有些則利用正腎上腺素、多巴胺，或者血清素來當神經傳導物質。

當科學家開始思索 iproniazid 可能對大腦做了什麼，讓精神愉悅、緩解憂鬱時，他們意識到，對需要腎上腺素或正腎上腺素擔任神經傳導物質的細胞來說，藥物增強了突觸間的訊號。有一種會分解腎上腺素的酶，導致神經細胞間化學訊號開啟了又立刻關閉，而 iproniazid 可以阻止這種酶分解腎上腺素，也可以延長和強化腎上腺素在突觸裡的作用。或許就是如此，所以它才能拿來當抗憂鬱劑使用？對 iproniazid 來說，這答案似乎是肯定的，而且，更籠統地說，其它藥物之所以能跟著進入這個快速成長的抗憂鬱劑市場，全因為它們也有類似的作用機轉。所以顯然它們都是靠某種方法增強了兒茶酚胺，也就是突觸傳導時所需的腎上腺素或正腎上腺素。

接下來的一切似乎水到渠成。一九六五年，日後成為哈佛大學精神醫學教授的約瑟夫・希爾德克勞特（Joseph Schildkraut）出版了一篇很有影響力的論文，踏出了下一步。他的論文題目說明了一切：「情感疾病的兒茶酚胺假說」（The catecholamine hypothesis of affective disorder）。[34]有鑒於抗憂鬱藥物可以增強腎上腺素和正腎上腺素的作用，因此他認為病人之所以一開始會有憂鬱的問題，是因為他們的大腦裡頭沒有足夠的兒茶酚胺。這個論述看起來似乎不算什麼，其實是很大的躍進。

希爾德克勞特提出的是，腎上腺素和正腎上腺素不只能說明抗憂鬱劑的作用機轉（這個藥物怎麼發揮功效），也說明了憂鬱症的基本成因。他認為，iproniazid 等藥物不僅能提高主要神經傳導物質的可得性，還能恢復它們在大腦裡的正常值，將憂鬱患者從大腦缺乏腎上腺素或正腎上腺素這種迄今成因未明的狀態解救出來。他的論述細膩，沒有過度推銷，期待更多研究相繼出現，而非敲定了事實。而且他很清楚眼前沒有證據足以證明，憂鬱症患者在服用抗憂鬱劑之前的兒茶酚胺訊號數值很低。不過在他們那個時代的人看來，最後一塊拼圖的出現只是時間早晚的問題。那時候，被稱為精神藥理學革命的一切快速進展，一九五五年市面上還沒有任何有效的藥物，到了一九六五年，已經有幾十種。大家都相信變革的巨輪一定會再次轉動，徹底啟蒙精神醫學。

為美國禮來藥廠（Eli Lilly）工作的科學家認為，他們看見了下一步該怎麼做。[35]他們先假定，就目前看來，希爾德克勞特的理論是正確的，只是還不夠完整而已。他們知道，大腦裡不是只有腎上腺素和正腎上腺素這兩種神經傳導物質，還有血清素。於是他們從這個概念出發，認定血清素是下一個值得研發的目標。後來他們找到了可以增強血清素傳導的分子，方法是阻止血清素從突觸間隙裡被吸收掉，於是被稱為「選擇性血清素回收抑制劑」（簡稱 SSRI）。到了一九七〇年代中期，他們已經準備好要臨床試驗他們最好的 SSRI。可是公司上級不相信這種東西會有效，於是只給了小規模研究的經費。結果試驗失敗。試驗的結果顯示，採用 SSRI 療法的病人和服用安慰劑的病人相比，憂鬱症狀並沒有減輕。但已經努力了十年的科學家還是不肯罷手。他們堅信這藥一定對憂鬱症有效，因為 SSRI 並不像 iproniazid 等藥物是偶然發現有抗憂鬱的效果，SSRI 的研發打從一開始就是有機制根據的。他們認為自己有理由去相信，有理由去檢視試驗失敗的原因，然後再試一次。在後來的幾次試驗中，SSRI 的效果證實比安慰劑明顯。到了一九八七年，這種 SSRI 終於獲得批准成為新的抗憂鬱劑，以「百憂解」這個商品名上市販售。

百憂解跟先前或之後的精神科藥物截然不同，一上市便獲得搖滾巨星般的對待。一九九〇年，百憂解登上《新聞週刊》（*Newsweek*）的封面。到了一九九五年，全球銷售額高達二十億美元，而且還有一本暢銷的憂鬱症生活自傳取名叫《百憂解王國》（*Prozac Nation*）[36]。到了二〇〇〇年，有四千萬名病患服用百憂解。《財星雜誌》（*Fortune*）將它列為世紀產品之一。但是，現在回顧起來，百憂解的上市其實是抗憂鬱藥物的落日餘暉，而非黎明初起。這三十年間，人們看見了從抗生素試驗意外引發肺結核療養院的病人開心起舞，到出現各種重要和新穎的論點，再到產業界和學術界的研究人員蜂擁製作出許多新藥，最後百憂解被正式推出。接下來的三十年，這個領域已不再蓬勃發展，反而熱情漸熄。自從一九九〇年代以來，憂鬱症或其他精神疾病的藥物與心理治療沒有任何新的大進展。後續我會再提到這點。

一九八九年，二十九歲的我以精神科醫師的身分先在倫敦聖喬治醫院（St George's Hospital）接受專科醫師訓練，然後來到貝特萊皇家莫斯里醫院。當時的兩三本標準教科書裡，涵蓋所有跟精神醫學有關的重要理論和療法。直到今天，也就是二〇一八年，完全根據那些教科書的內容來治療多數精神病患，仍是保險且沒有爭議的做法。這在其它醫學領域絕對行不通。如果我是腫瘤科（癌症）醫師，今天仍然照著一九八九年對腫瘤生物學或抗癌療法的有限知識來治療癌症病人，早就因醫療失當而被逐出這個行業。同樣的，如果我是風濕科醫師，卻在治療病人時對於抗ＴＮＦ抗體一無所知，或者如果我是神經科醫師，對多發性硬化免疫療法[37]的最新發展毫無所悉，也不可能繼續執業。對大部分的醫學領域來說，過去三十五年來看到眾多理論因科學的鞭策而改變，顯示一九八九年的醫學知識就算不盡然是錯的，用在二〇一八年的臨床治療上就是不夠好。只有精神醫學停滯了。從我開始行醫到現在，憂鬱症的治療方式差不多一樣，仍以 SSRI 和心理治療為主。這些治療平均而言還算有效，甚至對有些病人的療效特別顯著，所以還算過得去。只是對憂鬱症或其他任何精神疾病來說，自從百憂解這顆太陽沉到代表進步的那條地平線下之後，就再也沒有重大的新療法出現。

可笑的血清素

怎麼會變成這樣呢？答案很簡單，問題就出在一開始。這個問題的源頭就是因為少了源頭。治療肺結核的藥物 iproniazid 是先確認了結核桿菌會造成結核病之後，才開始研發。iproniazid 之所以會從數百個候選藥物裡被挑選出來，是因為它有超群的能力可以阻止這些細菌在培養皿或老鼠體內增生，接著又經證實對人體也有效。從核實的標靶到臨床上的有效藥品，一切非常符合科學邏輯。相較之下，iproniazid 之所以被用在憂鬱症上，邏輯是前後顛倒的。一開始先是發現臨床上很有效（結核病患者心情突然變好），於是往回推論，確認這個藥物會把一種酶當成標靶，而這種酶可以控制大腦裡腎上腺素的濃度。然後再從這裡往回推估憂鬱症患者的腎上腺素一定不足。對結核病而言，這個藥物是設計來治療疾病的，但對憂鬱症來說，這疾病是被逆向操作去接受這個藥物。

百憂解的研發過程比較有邏輯。在禮來藥廠工作的科學家瞄準血清素，根據那時候很熱門的神經傳導物質理論，認定它是憂鬱症的病因。然後再從這個起點開始研發，找到一種可以命中此標靶（而且只命中此標靶）的藥物，再證實這個藥物在臨床試驗裡（有時候）是有效的。從標靶到臨床試驗的過程是藥物研發的必經之道。如果起點是對的地方，有正確的標靶，這條路就會走得順暢。如果一開始起點就是錯的，瞄準一個跟你想治癒的疾病完全無關的分子、細胞或病菌，那麼就算遵循正確的路徑，還是會出問題。

希爾德克勞特在揭示他新的憂鬱症理論時，直言過其中是有漏洞的。在一九六五年，幾乎沒有證據顯示，憂鬱症患者大腦內的腎上腺素或正腎上腺素指數不正常。血清素也一樣。在一九七五年，當禮來藥廠的科學家開始搜找 SSRI，他們先假定血清素與憂鬱症的關係。沒錯，這可以是個標靶，但並不是經過證實的標靶。醫藥化學那時進步到要設計出可以專門讓血清素回收作用失靈的藥物，已經相當容易。LY110140 是百憂解舉世聞名前在禮來實驗室裡的代號，藥理是對的，可以乾淨俐落地命中標靶。但是從來沒有足夠的證據顯示，血清素是每個憂鬱症患者體內必須命中的正確標靶。到現在也是如此。

血清素在生物學上已經很古老了。它存在於每一個神經系統裡，在演化上可以從智人一直回溯到最低等的蠕蟲：秀麗隱桿線蟲（*Caenorhabditis elegans*）。不管動物的物種是什麼，製造和釋放血清素的神經細胞在數量上普遍都比表面有血清素受體的神經細胞少很多。在蠕蟲的大腦裡，只有三個神經細胞會製造血清素，卻有數百個神經細胞對血清素很敏感。[38]在人腦裡，負責製造血清素的神經細胞會集中在一起，在腦幹形成兩個小神經核（腦幹是人腦最原始的部分之一，靠近腦與脊椎的接合處）。人腦裡大約有五十萬個製造血清素的神經細胞，它們會從這個不起眼的位置往上延伸分枝，進入大腦半球，與上億個神經細胞連結。這些演化和解剖結構都有重要的意涵。它們在告訴我們，血清素對神經系統的基本功能來說很重要，譬如調節睡眠和進食，不然為什麼人類的血清素系統看起來就像是蠕蟲血清素系統的進階版？不過，知道血清素對因憂鬱症而出問題的大腦功能很關鍵，並不是承認缺乏血清素正是憂鬱症的成因。若要這樣斷言，就得先從憂鬱症病人身上找到數據，來證明他們大腦裡的血清素濃度很低。但幾十年來，從來沒有這樣的證據來證明憂鬱症的血清素理論。

我強烈意識到這個問題的存在，是在莫斯里醫院的某次門診。有一天，當我向一位病人保證 SSRI 可以重新平衡他大腦裡的血清素，他問我：「你怎麼知道我需要它？你怎麼知道我大腦裡的血清素濃度失衡？」我們兩個當下都很清楚我無法回答這個問題。我甚至不知道怎麼找答案。沉默了一會兒，我們最後若無其事地繼續看診，他帶了 SSRI 的處方箋離開，並預約六週後回診告訴我效果如何。他讓我覺得自己像個騙子。在我行醫生涯裡，這是我第一次自覺像在扮演莫里哀劇裡的滑稽角色：一個可笑的吸血蟲，一個腦袋空空的十七世紀醫師，告訴病人因為他們血太多，所以必須放血，但根本搞不清楚他們身上到底有多少血或需要多少血。

問題在於缺乏生物標記

我最終的結論是，事情從百憂解上市後都出了錯，因為沒有生物標記。

在多數醫學領域裡，醫師會用生物標記檢測病人體內的生理或生化功能。血紅素是最基本的生物標記，透過血液檢查能夠輕易檢測出來，可用來診斷有沒有貧血（血液裡的紅血球太少）。血紅素也可預測貧血病人對輸血治療的反應，或找到紅血球在血液循環系統裡過多的罕見病人，這些人就像莫里哀筆下的醫師說的那樣，要放點血才好。因此，在醫學術語上，血紅素既是診斷用的生物標記，也是預測用的生物標記。血糖則是另一個大家也很熟知的生物標記，可以用來診斷糖尿病和預測病人對胰島素的治療反應。生物標記已經多達幾十萬種，不管數量上和精密度上都在快速成長，而且發生在醫學的各個領域裡，除了精神醫學。到現在為止，精神科名下都還沒有一個血液檢查或生物標記。[39]

如果是在一個理性為中心的宇宙裡，SSRI 的使用和憂鬱症的血清素理論一定是靠血清素生物標記，來證明其正當性。若有病人來諮詢怎麼治療憂鬱症，我可以先檢測他大腦裡的血清素。要是數值很低，我會建議他服用某種應該會提高血清素的藥物。服用了幾週之後，我們再做一次大腦生物標記的檢測，看血清素是否回到正常值。血清素生物標記可以讓我們在使用 SSRI 的時候，不用一廂情願，也不用什麼可笑的手勢來解釋，這樣對病人也比較好。但是血清素生物標記從來沒有在臨床出現過，就算是這方面的專門研究要檢測也很困難。

檢測血清素生物標記的困難之處在於血清素系統的解剖結構。在人腦裡沒有很多製造血清素的神經細胞，它們大多是一小簇一小簇地集中在腦幹。要在活人身上測出這些細胞裡的血清素濃度，只有一個辦法，就是透過大腦掃描或神經造影。但在執行上，很難為腦內一個這麼小又不好到的部位造影。曾有些研究利用特殊的掃描儀測出憂鬱症患者的血清素轉運體（serotonin transporters）的多寡。[40]可是這種技術昂貴，只有少數幾家專科中心擁有，很難在其它地方辦到。再加上病人還必須接受一定劑量的輻射藥物，這樣的生物標記絕對不可能用在臨床，就連憂鬱症和血清素的研究也不常用。

另外的辦法是，檢測血液裡的血清素和相關分子，或者腦脊髓液（腦室室裡流動的水狀液體，簡稱CSF）的血清素和相關分子。這兩種方法都有人研究過，但沒有落實在臨床上。血清素的血液生物標記無法可靠地拿來當作憂鬱症的診斷證明，也無法用來預測患者對 SSRI 的反應，而且恐怕也無從代表大腦的血清素濃度。腦脊髓液生物標記反而比血液生物標記適合，但要取得腦脊髓液樣本，得先做腰椎穿刺或脊椎抽液：也就是從兩塊脊椎骨中插進一根長針，吸出一兩茶匙的液體。為了得到腦脊髓液血清素生物標記的診斷資訊，腰椎穿刺看來太痛了。

所以並不是因為我們不去嘗試，所以才沒有生物標記來為憂鬱症找到血清素指標。但是我們真的就是沒有生物標記。也因為少了生物標記，我們永遠沒辦法給病人一個最直接的答案，告訴他們為什麼應該服用 SSRI。我們只能繼續從錯誤中學習，如果第一種藥沒效，就試下一種，然後再換一種。也許最可悲的是，我們表現得好像所有憂鬱症都一樣。如果我們分辨不出，血清素濃度高的憂鬱症病人跟血清素濃度低的憂鬱症病人有什麼不同，就會像我以前在莫斯里醫院看診時，只能假設所有病人一定都是血清素濃度過低。他們一定都一樣，我們才有理由為每一個憂鬱症患者開同樣的第一線藥物。

但是當我們說他們都一樣的時候，又或者我們沒說出口，只是表現得他們就是都一樣，所有憂鬱症患者都是因為同樣原因才得病，都有可能靠服用同樣的藥物獲得緩解，我們其實應該先停下來，思考一下「他們」究竟指的是誰。在如此框架下，「他們」是任何時刻全球百分之十的人口，或每一個人這一生約百分之二十五的時間，或者地球上每個家庭裡至少一位家庭成員。我敢說，我們當中沒有任何人一輩子從來沒受憂鬱症直接或間接影響過。所以說到憂鬱症，所謂的「他們」和「我們」其實沒有太大差別。只不過憂鬱症長期遭到污名化讓你以為兩者間有距離。但至少對我來說，竟然有這麼高比例的人口因為腦內一種無法測量的分子起伏擺盪而受苦受難，實在難以置信。這樣看來，血清素理論跟佛洛依德無法量化的欲力理論，或希波克拉底不存在的黑膽汁理論一樣，無法令人信服。

＊＊＊

簡而言之，笛卡兒之後，憂鬱症就一直處於悲慘狀態。根據他傳下來的二元論，憂鬱症的正式歸類是心理疾病，可能因為遭受污名化而使得病情加劇，也可能因為獲得心理治療而緩解。同時，它也非正式地被當成大腦疾病來治療，使用的藥物缺乏任何理論基礎。我們把憂鬱症看得好像不全然是心理問題，但也不真的就是腦袋或身體部位出了毛病。對於如何更妥善地處理憂鬱症，每個人的意見不一。一邊是比較「不用腦」的心理派擁戴者，另一邊是比較「不用心」的神經科學擁戴者，兩者之間或有牢騷爭吵，或有文化論戰，再加上一點謾罵。但我們也一直沒有提出新一代的重要療法，而目前現有的藥物和心理治療顯然也都有其侷限。儘管能取得心理治療的管道愈來愈多，單位成本不斷下降的 SSRI 也愈來愈頻繁出現在處方箋上，但到了二〇三〇年，憂鬱症預料將成為全球失能問題的單一最大成因。在富裕國家，耗掉百分之三GDP的不是癌症或心臟病，也不是類風溼性關節炎、結核病或其它任何生理疾病，而是精神疾病，而且憂鬱症佔大宗。我們真的是不知道該說什麼或該做什麼。

該翻到下一頁了。

第五章　如何引發？

非比尋常的主張需要非比尋常的佐證

一九九〇年左右，百憂解剛上市，那是自從一九五〇年代意外發現抗憂鬱劑以來，這股靠藥物治療憂鬱症的熱潮的最高點。那時，有幾篇論文低調地出版了。它們的題目包括〈壓力和免疫力：綜觀大腦與免疫系統之間的關係〉（Stress and immunity: an integrated view of relationships between the brain and the immune system [1989]）；[41]〈憂鬱症的巨噬細胞理論〉（The macrophage theory of depression [1991]）；[5]〈鬱症的免疫反應證據〉（Evidence for an immune response in major depression [1995]）。[6]這些論文和其它相關論文之所以刊在名不見經傳的期刊上，是因為它們的假設可能太逾越，意識形態上太引人非議，簡而言之，就是離譜。他們主張情緒狀態多少和白血球的活動有關，心理會跨過笛卡兒的二分法與身體連結。在當時的科學氛圍下，這個想法比弄錯還糟糕。這就像是在主張情緒狀態跟黑膽汁還有其它神祕體液的流動有關。也難怪這類理論長達多年不是遭到多數科學家忽略，就是被他們高度懷疑。

要精確指出歷史上某個新的科學理論是在什麼時候出現成功的突破，往往有點難。我們都是站在前人的肩膀上，幾乎所有新的觀念都是從舊觀念中慢慢衍生出來的，知識會逐漸累積，這是許多科學家在同一個問題上不斷各自努力，最後得到的集體成果。當突破正在發生的時候，很難當下意識到，反而是在回顧時才恍然大悟。因為就定義上來說，所謂的突破就是打破東西，它必須瓦解、擾亂、破壞、挑戰一些存在的定律。因此，造反開始的那一刻，科學上的突破會受到支持現況的正義份子抵制、否定、抹黑或嘲笑。

那些最早提出神經免疫學或精神免疫學的論文，現在在我眼裡就像是科學上的突破。他們共同主張情緒和發炎有關，就算過不了醫界那一關，但在科學上是以新的方式去解釋病人的普遍經驗。我們都知道情緒失調和生理失調有緊密關聯。我們也都有過身體受到損傷後（譬如骨折、牙科手術、胸部感染或接種疫苗後），感到疲累、社交退縮、心情低落和其他憂鬱症狀。對很多非醫療工作者來說，生理問題和心理問題的關係再明顯不過。精神免疫學的創新之處在於，它用免疫系統來解釋這中間的關聯。為了測試這個假設，科學家第一次實驗量測憂鬱症患者發炎的生物標記：白血球和細胞激素。

這是前所未見的實驗：首度利用現代免疫學的威力和精準來幫助我們了解人類的行為和憂鬱。這個實驗雖然對未來影響深遠，但至少有長達十五年的時間遭認定為離經叛道。二〇一二年，當我終於知道有這個實驗，當我想問，免疫機制是不是造成憂鬱症的原因，消炎藥能不能成為新一類的抗憂鬱劑時，和大家一樣，我跑去請教資深的同事。

劍橋大學的醫學欽定講座教授說：「我一直以為你比較理智欸。」（他有點在開玩笑）。葛蘭素史克藥廠研發部資深副總裁則說：「如果你是在五年前跟我說這件事，我會以為你瘋了。不過現在我不太確定。」（沒有在開玩笑）。

毫不意外，我認為這些懷疑底下都藏著笛卡兒二元論的核心假設：心理和身體分屬不同領域。但是，如果稍微深究，這些抗拒神經免疫學或精神免疫學的科學家，不再援引笛卡兒的名字來反駁（他們大多認為哲學跟他們的專業無關），反而要求看證據，以及其中的因果關係和機制。他們直搗問題的核心。

要有證據顯示發炎和憂鬱症之間真的存在因果關係，才可能說服科學家，而且他們也想知道那是怎麼發生的，以及原因何在。

人體免疫系統的發炎反應究竟是如何一步步地引發大腦運作方式的改變，以致於人們情緒低落？

憂鬱症患者一開始為什麼會發炎？為什麼人體的發炎反應，原本應該跟我們同一陣線，畢竟它原本是演化來幫助我們戰勝疾病的，卻反而造成我們情緒低落？

這是個大哉問。但不是一個不合理的問題，也不致於因為問這樣的問題而損及自己在科學研究的信譽。非比尋常的主張需要非比尋常的佐證，而在笛卡兒二分法的世界裡，有什麼比「身體透過免疫系統與心理連結起來」這件事還更非比尋常呢？

執拗的證據

第一批精神免疫學家中，有很多利用同樣的簡單試驗來做探索性的初步嘗試。他們招募了兩組自願者，一組是鬱症患者（稱為病例組），另一組是健康人士（稱為對照組）。再從每位自願者身上採集血液樣本，檢測血中幾項發炎性質的生物標記：細胞激素或C反應蛋白（簡稱CRP），後者是肝臟因應高濃度細胞激素所製造出來的東西，因此可當作身體是否處於發炎狀態的間接指標。他們分析這些生物標記，估算出病例組與對照組之間的差異，並檢驗這個差異在統計上的機率，確定不是巧合。

在一九九二年到二〇一四年的二十幾年間，精神免疫學家公布了數千個試驗結果。[42]總體來說，鬱症病例組和健康對照組細胞激素的數據顯示，憂鬱症患者血液中的C反應蛋白和某些細胞激素的濃度較高。偶然看到這麼大差異的機率約為萬分之一。

雖然不是特別顯著，但這個現象的確存在。[43]平均而言，相較於沒有憂鬱症的人，憂鬱症患者血液裡細胞激素的濃度會中度增加。這樣子的增加意義重大。

病例對照研究拿病例組和對照組的C反應蛋白當濃度發炎指標來做比較，這種研究的前提假設是，受測者可以被分成兩種人：憂鬱症患者和健康人士。病例對照的比較方法某種程度上複製了社會看待憂鬱症的普遍態度，劃清「他們」和「我們」：我們是百分之百健康；但他們跟我們不一樣，因為他們有憂鬱症。可是，還有另外一種詮釋方式：光譜上的我們都有一些憂鬱的症狀，只是有的輕微，有的嚴重。現實生活中，憂鬱症病例組和對照組並非黑白分明。用空間概念來看，該問的是憂鬱症光譜上比較靠近重度那一端的人，是不是血液裡炎性生物標記的濃度通常比較高？而答案是肯定的，的確比較高。

目前，有一個在哥本哈根的大型研究，檢測了七萬三千一百三十一人的C反應蛋白和憂鬱症狀。[44]結果發現，經常有輕微憂鬱的丹麥一般民眾（例如，認為自己沒有什麼成就或者很想放棄），他們血液裡的C反應蛋白濃度比沒有這類症狀的人高。這個數據出現了類似劑量反應關係（dose-response relationship）的現象：C反應蛋白顯示的發炎指數愈高，負面思想和自我批判上的憂鬱反應就愈強。這種現象純屬巧合的機率不到兆分之一。

鬱症病例對照研究不斷在累積新的證據，這是其中一個令人印象深刻的可靠佐證。我們現在知道，日常生活裡有憂鬱傾向的人和重度憂鬱的病人，比較有可能正在發炎。特別需要清楚強調的是，這些研究並沒有證明每個有憂鬱症的人都在發炎，或者每個正在發炎的人都有憂鬱症。不過它們的確為我們提供了扎實的統計數據，來證明憂鬱症和發炎同時發生的機率比我們想像的高，出現的頻率遠超乎巧合或運氣不好。自從一九九〇年代那個先鋒研究出現後，相關研究不斷累積，證據也愈來愈扎實。憂鬱症和體內發炎的生物標記濃度息息相關。一個顛覆傳統的事實，執拗地存在。但光靠這個結果尚不足以證明發炎和憂鬱症之間的因果關係。我們必須更了解這個棘手但關鍵的因果問題，才能回答「怎麼發生的」。

一定是先有因

我們都知道，從定義上來說，後果一定發生在前因之後，或者說一定是先有因才有果。如果說發炎會引發憂鬱症，那麼我們會預期，一定是先發炎，才有憂鬱症。很多人都曾經在得到某種感染或出現發炎之後（不是之前），覺得心情低落、憂鬱、沮喪、悶悶不樂或者想哭。我看牙醫之後的憂鬱經驗吻合了發炎先於憂鬱症的順序：在我看牙醫之前，心情還不錯，結果在細胞激素催動下，接下來那二十四小時我開始昏昏欲睡、只想獨處，而且老是往壞處想。

要探究發炎和憂鬱症的先後順序，有一個方法，就是在一段時間內持續追蹤同一批人，反覆測量他們的細胞激素濃度和情緒狀態。二〇一四年的一份研究反覆追蹤一萬五千名出生在英格蘭西南部的兒童從九歲到十八歲的變化，結果發現，九歲時血液裡的細胞激素指數可被用來預測十八歲時罹患憂鬱症的風險。[7] 在九歲時，血液中的細胞激素濃度如果排在所有受測者的前三分之一，在十八歲時罹患憂鬱症的機率，會比細胞激素濃度較低的人多了一點五倍。重點是，當他們九歲首度接受檢測時，細胞激素濃度較高的受測者並沒有比發炎指數較低的受測者來得憂鬱。他們是在發炎後才變得憂鬱。

類似結果也出現在另一個研究裡，但這次對象是中老年人，是在英國公家機關工作的公務人員。[45] 大約有兩千名六十幾歲的受測者接受三個階段的情緒和發炎評估，分別在二〇〇四年、二〇〇八年和二〇一二年。在這個年紀較長的族群裡，輕微發炎很常見。其中有四百人在二〇〇四年和二〇〇八年的C反應蛋白指數都很高，屬於慢性發炎，但那兩次的評估都沒有出現憂鬱症狀，但是在二〇一二年首度變得憂鬱的風險卻顯著提高，特別是女性。在二〇〇四年和二〇〇八年C反應蛋白指數高的女性，會比C反應蛋白指數低的女性多出三倍。

所以這兩個針對不同年齡層的長期追蹤研究，都描述了發炎在憂鬱症之前出現的現象，可是光靠這些研究結果尚不能建立因果關係。換種說法，要是九歲時的發炎未能提高十八歲時的憂鬱症風險，懷疑者確實可以合理排除或駁斥發炎與憂鬱症的因果關係。但相反的結果（也就是現在實際得出的結果），卻無法讓人百分之百確定兩者有因果關係存在。我們能從血液中的細胞激素指數，去預測某人四或九年後在憂鬱量表上的得分，提出這樣的證據雖然能證明發炎是因，但這樣的說法並不是定論，也還不能完全讓人信服。第一，因為因果之間的時間間隔太長，且在長達數年的因果過程中也勢必存在一連串潛伏的事件，我們還不夠了解。不過追蹤時間較短的研究可以彌補這個解釋缺口。

在我有生之年，看到了免疫學如何讓肝炎的治療一日千里。肝炎是病毒性感染，以三種形式呈現：A肝、B肝，和C肝。B型肝炎尤其危險，因為病毒會潛伏在肝臟細胞裡，長達多年，還會躲開免疫系統的固定清除作業，於是造成慢性發炎，形成肝臟的瘢痕（也就是肝硬化），升高肝癌的風險。新療法之一的干擾素（interferon），也就是炎性細胞激素，扭轉了這種令人沮喪的預後診斷。這個療法的理論基礎是，因為B肝病毒會在免疫上進行偽裝，害病人的免疫系統無法本能將它視為致命威脅，所以我們必須大幅提高病人的免疫反應，才能清除病毒。

由於風險太高，所以要讓人理解干擾素是一個有效但極不舒服的療法。接受該療法的病人會立刻出現像是有嚴重感染的反應：發燒、昏睡和厭食。這些症狀稱為疾病行為，被注射了細胞激素的老鼠身上也會出現同樣的反應。這並不是副作用，而是代表這個治療正在發揮效果，是為了刺激發炎反應所產生的主效應。過了幾個星期後，多數病人會從干擾素療法的急性症狀裡復原，但約有三分之一的病人會變成臨床診斷上的憂鬱症患者。他們繼續嗜睡和厭食、自我批評、懷有罪惡感、想法悲觀、無精打采或不再有快樂的感受，[46]完全放棄享樂。

很重要的一點是，這些症狀明顯發生在干擾素注射之前沒有憂鬱的人身上。他們的經驗證明了發炎會引發憂鬱症狀。比較干擾素之後變得憂鬱的病人和沒有變得憂鬱的病人，我們就會更明白其中機制。有憂鬱症病史的人比較可能在干擾素之後再度變得憂鬱。這可能是因為他們的基因體質，較容易對發炎產生憂鬱反應。事實上，已有證據可以證明，有些人的基因就是會讓身體比較容易發炎，製造出更多細胞激素，所以比較可能在干擾素療法之後變得憂鬱。[47]

整體來說，從長期流行病學的追蹤研究，到干擾素療法後的病人經驗，甚至包括我自己在根管治療後的憂鬱經驗，都一再證明身體的發炎先於憂鬱症的發作。如果發炎是在憂鬱症之前發生，它就有可能是憂鬱症的成因。我們還沒有回答「怎麼發生的」這個問題，不過至少我們已經確定這是一個值得在更多生理細節上好好探究的問題。

大腦裡的柏林圍牆

一九八〇年代初期，我不是一個一直都很快樂的醫學院學生。我在倫敦的聖巴塞洛謬醫院（St Bartholomew's Hospital）接受臨床訓練。這家醫院創於一一二三年，就在倫敦城外。建造者是亨利一世宮廷裡的修道士兼吟遊詩人華西亞（Rahere）。亨利八世在十六世紀重新創辦了醫院。十七世紀時，哈維（英國醫師兼解剖家，發現了血液循環系統）在這裡進行了他的血液循環實驗；十八世紀時，賀加斯（Hogarth，英國畫家）在大廳壁上作畫；在一八七八年，在柯南．道爾（Conan Doyle，福爾摩斯偵探小說的作家）筆下，華生醫師和福爾摩斯就是在巴茲（Bart's，聖巴塞洛謬醫院的簡稱）的化學實驗室裡首度碰面，當時福爾摩斯正拿了「一小撮最新的植物鹼」，在研究它的藥理特性，[48]搞不好佛洛依德是福爾摩斯的跟隨者。

長久以來，倫敦名聲顯赫的醫師都是來自巴茲。不說別的，珀西瓦爾．波特（Percival Pott）正是其中一位。波特是十八世紀的外科醫師，尊崇的地位無人可敵，在我們的教科書裡有兩種疾病以他的名字來命名：脊椎結核病，和煙囪清潔工常罹患的陰囊癌。波特研究出，陰囊癌是因患者常暴露在煙垢的致癌物質裡才會罹癌，於是帶頭立法禁止派送五、六歲的孤兒爬進煙囪清掃。巴茲驕傲地讚揚波特是史上第一位找到癌症病因和療法的醫師。從中世紀的黑死病到維多利亞時代的結核病，這家醫院目睹了倫敦古往今來的大小瘟疫，也熬過倫敦的所有災難，包括倫敦大火和二戰空襲。它是一家古老、悠遠、聲譽卓著的醫院。

但也許就是因為這樣，那時巴茲的教學方式都是教條式和上對下的學徒制：巴茲的銘言是「你總是分得出誰是巴茲人，但他的知識淵博到你無法幫他補充」。我們必須學會各種症狀和病徵，還有病理的意涵，譬如貧血症的三十二種病因。我們經常接受巡堂醫師的臨時小考，要求你在其他學生和醫師面前背誦這些細節。而你絕對不能在這種如儀式一般的公開訊問下脫口說錯答案，但就算說對答案，只要順序說錯，也是不行。

「一位婦人因為頭痛來看病，你會做的前十種診療檢查是什麼？」如果你先回答「腦部掃描」，那你被酸也是活該，因為任何笨蛋都知道這不是第一個該做的檢查，它大概排在第十位吧。「你要做的第一件事是什麼？」「跟你的病人談一談。」「很好。那你會先問她哪三個問題？」

於是我就在這樣歷史悠久的教學方式下過了三年。我們一邊學習一邊被要求反覆操練，學了太多（或者說被強迫吸收）醫學寶典的知識，也從前輩身上學習如何當醫師：醫師的風格、術語和工作方式。一般來說，我們不被鼓勵去過度質疑資深醫師的智慧。不是只有我討厭這種教學方式，但幾乎所有學生都熬了過來。只是我想，也許是因為這個原因，才會讓我現在一看見當年這些看似黑白分明的定律，被新的知識證明有誤，從科學寶座上擠下來，就特別開心（圖九）。

大腦有免疫特權，這是不久之前我們還在醫學院學到的知識。大腦座落在血腦屏障的後方，免疫系統的細胞和細胞激素都無法接近。血腦屏障滴水不漏地守著大腦，防杜身體發炎的侵襲。大腦只有在受到災難性的破壞時，才會被免疫系統攻破，譬如突然中風或腫瘤持續惡化長大。但正常運作下，血腦屏障被認定是無法滲透的保護牆，讓大腦獨享特權地不受免疫系統干擾。如此一來，人體機制通道受阻，血液中的炎性蛋白質便無法進入腦袋。要是周圍的發炎訊號無法穿透血腦屏障，便無法對大腦產生任何作用，若是它們對大腦無法產生作用，又怎麼對情緒或行為有所影響呢？由此可以看出，大腦內的柏林圍牆是笛卡兒主義二元論中最牢不可破的公式之一。它強制隔離了大腦和發炎的身體，阻斷它們之間的溝通。幸好，這一切大部分是錯的。

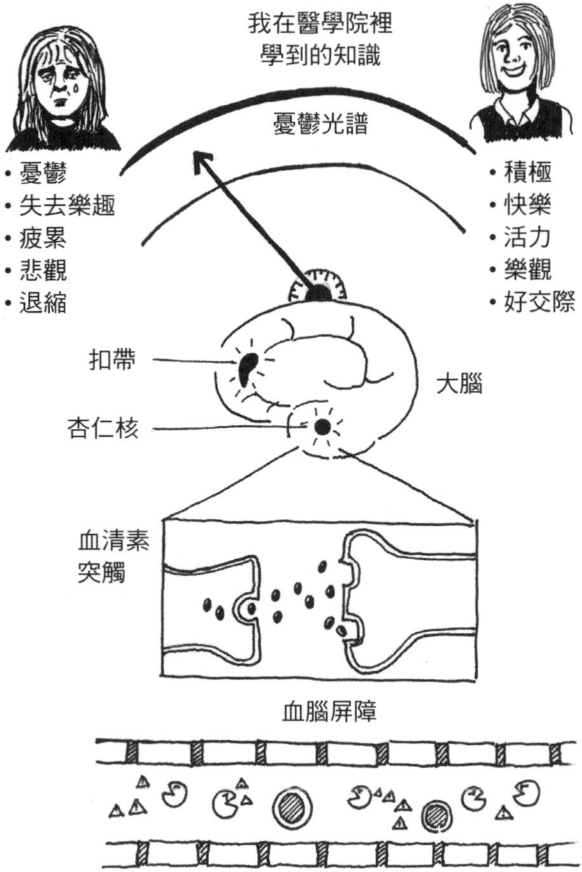

圖九：我在醫學院裡學到的知識

一九八〇年代的說法是，憂鬱症是因神經細胞之間突觸的血清素濃度降低導致。另一個常識是，大腦被血腦屏障完全隔絕在身體的免疫系統之外，這一堵牆是由內皮細胞密集排列而成，使循環中的巨噬細胞或細胞激素無法進入大腦。

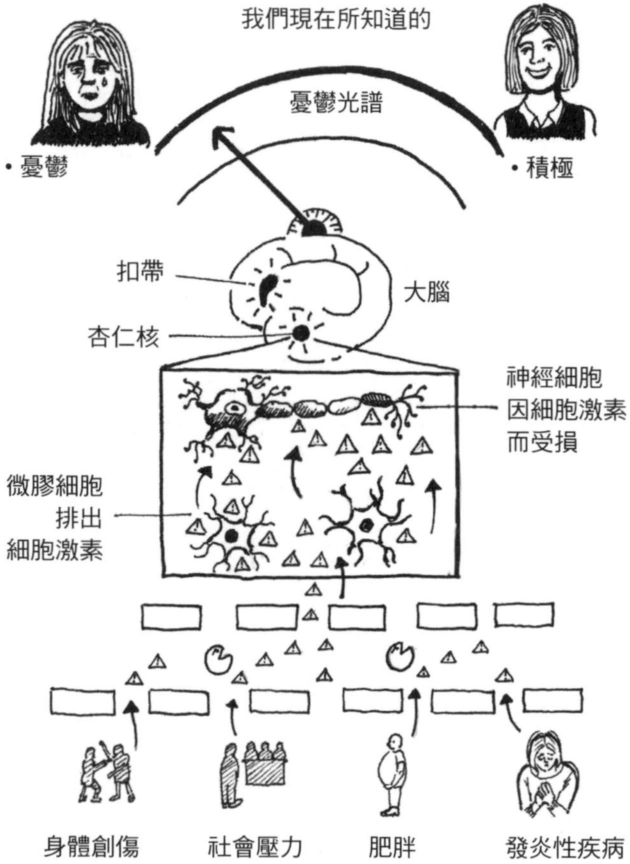

我們現在知道，有很多管道可以跨越血腦屏障。身體的發炎會活化大腦裡發炎性質的微膠細胞，進而對位在杏仁核、扣帶和大腦情緒網絡的其它中樞神經細胞造成附加傷害。此外，我們也看到有很多可能相關的發炎驅動因子。像P太太的類風濕性關節炎這類自體免疫疾病，以及肥胖和身體創傷，都可能造成身體發炎。另外社會壓力也會，哪怕只是像公眾演說這類短時間的輕微壓力。以前我們絕對無法想像發炎和憂鬱症在身體機制上是有關聯的。現在，發炎是怎麼造成憂鬱症和為什麼會造成憂鬱症，解答愈來愈呼之欲出。

就算在當時，這個比喻也不盡然精準。柏林圍牆是鋼筋水泥蓋成的，至於血腦屏障，我們學到的是它是數百萬個細胞磚堆起來的。內皮細胞彼此緊密連接，在大腦血管裡形成內膜，完全沒有空間容許免疫細胞或像細胞激素這樣的大分子穿透，它們不可能直接從血液循環系統進入血腦屏障後方的大腦組織。這就好比柏林圍牆理所當然地無法被穿透，因為每塊磚都是特別用很稠的灰泥黏砌在一起。

現在我們知道大腦裡有些地方不是這麼回事：灰泥還是有裂縫，彼此緊鄰的內皮細胞中間有缺口，大到足以讓蛋白質這種大一點的分子從血液裡自由進出大腦。更重要的是，內皮細胞磚塊不像焙燒過的磚塊那樣堅固不動。它們在免疫系統溝通網絡裡其實是雙面間諜，每一個細胞都是一側用來構成血管內壁，可能是動脈也可能是靜脈，另一側則構成血管外壁，離神經細胞和微膠細胞（大腦的機器戰警）非常近。內皮細胞屏障的內壁布滿了細胞激素受體，可以偵測到血液裡循環的細胞激素所傳送的發炎訊號。收到訊號的內皮細胞會將它們轉發進大腦，活化大腦裡的巨噬細胞，大腦就會呼應身體其它部位的發炎，出現發炎反應。

這堵牆不只可以讓炎性蛋白質通過，也可以讓大一點、一直在心血管系統裡循環的發炎細胞穿過。這堵牆的內壁會吸引正在循環的白血球，主動協助它們鑽進內皮細胞「磚塊」中間被特別創造出來的空隙，進入大腦。幾年前，甚至還發現大腦有個淋巴管系統，會把免疫細胞和蛋白質釋放進附近的淋巴結裡，讓它們在那裡跟免疫系統的其它細胞接觸，再回到血液循環系統。[50]這跟我們在一九八〇年代學到的醫學知識相互矛盾，原來大腦並沒有被隔離在體內免疫系統之外，兩邊都有很多管道可以穿過血腦屏障，自由交流。[51]

這些在大腦和身體之間新發現的溝通模式，我個人最喜歡的叫發炎反射（inflammatory reflex）。[52]自從佛洛依德的老朋友提出赫—鮑二氏反射，我們知道迷走神經負責控制心率，會在肺臟充滿空氣時，讓心跳次數降低。身為醫學院學生，我們在學校學到腦內不同的反射機制，讓大腦可以自動監測和控制血壓、排汗、胃酸和腸道收縮等多種身體功能，赫—鮑二氏反射也是其中一種。當時我沒有想過同樣的反射作用是不是也有可能協助大腦自動監測和控制身體的發炎狀態。近十幾年來，的確有發現靠迷走神經來調節的這種發炎反射（圖十）。

反射是神經系統的迴路，可以自動連結傳入的刺激和已設定好的反應。在發炎反射迴路裡，血液中炎性細胞激素的濃度就是輸入的刺激。迷走神經的感覺纖維表面都有細胞激素受體，如果人體中細胞激素濃度提高，迷走神經便會偵測到發炎狀態的改變，於是傳送電子訊號，穿過血腦屏障，直達大腦。此舉會立即驅動一個輸出訊號離開大腦，反向穿過血腦屏障，循著迷走神經的運動纖維，抵達脾臟。脾臟是免疫系統裡重要的指揮控管中心之一，裡頭塞滿了白血球。迷走神經的纖維像樹枝一樣細細密密地分布在脾臟裡，與數百萬個免疫細胞緊密連結。迷走神經的訊號會叫巨噬細胞不要太憤怒，減緩活動，不再生產那麼多細胞激素。簡而言之，迷走神經偵測到過高的細胞激素訊號時，會反射性地對脾臟裡的巨噬細胞發揮作用，細胞激素的濃度就會跟著降低（圖十）。

這是透過負回饋（negative feedback）來達到體內平衡。迷走神經在進行體內平衡作用，就是讓一切保持原樣，利用負回饋來抑制巨噬細胞，以免製造出過量的細胞

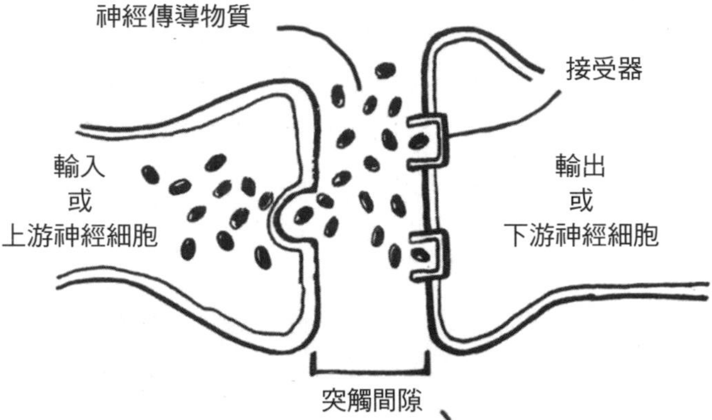

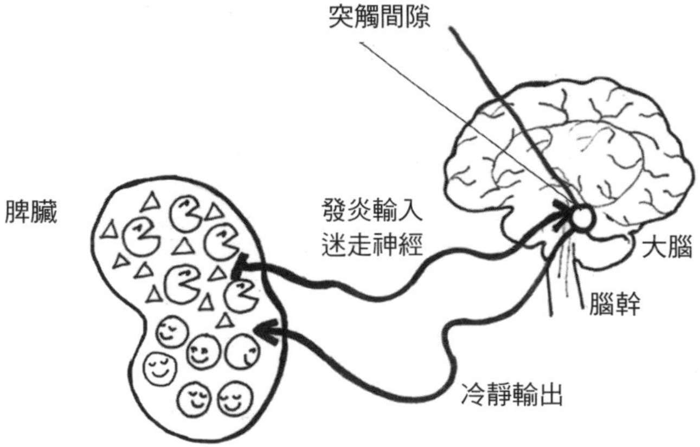

圖十：發炎的神經反射控制

迷走神經偵測到脾臟裡憤怒的巨噬細胞所製造的大量炎性細胞激素，再傳送發炎的輸入訊號到大腦。那些帶著輸入訊號的神經細胞會在大腦裡跟帶有冷靜輸出訊號的神經突觸連結，然後將抑止發炎的冷靜訊號從大腦傳回脾臟。

激素。有很多新的發現剛出來的時候，都令我「感到意外」但又覺得「不是很明顯嗎」，發炎反射就是其中之一。不過就是迷走神經平常會做的事，讓體內的風暴平靜下來。現在看來，這是可以預期的生理作用，但在治療上，或許會有許多有趣的意涵。

這種用刺激迷走神經來解除症狀的偏方由來已久，最起碼可以回溯到「高級市政官抓抓癢」（the alderman's itch）這起傳說上。這是我在巴茲聽到的故事。據說，中世紀時期的倫敦市政廳和公會裡的一些高官，也就是高級市政官，常因大吃大喝而飽受消化不良之苦。他們不能當著市長的面起身離席，只好在座位上小心翼翼地處理自己消化不良的問題。他們找到一個方法：按摩耳廓，也就是形似貝殼的外耳裡那塊突起的軟骨，剛好在聲音進入內耳的開口處上方。按摩耳廓就能立刻緩解消化不良和焦慮，這就是所謂的高級市政官抓抓癢。

巴茲的醫師認為它之所以有效，是因為耳廓那一小塊地方剛好是迷走神經在身體表面的唯一一個觸點。只要按摩耳廓，便可刺激迷走神經的感覺纖維，傳送訊號到大腦。這啟動了反射作用，透過枝狀分布的迷走神經，來到胃部，減少胃酸的製造，而消化不良的症狀大多是由胃酸引起的。

下一次如果你想要減少胃酸，可以試試這個方法。不過先別指望奇蹟，雖然比什麼都不試要好。如果按摩一個耳廓沒用，不妨同時試著按摩兩個耳廓，而且要深吸一口氣，再屏住呼吸，這樣就能從兩方面同時刺激你的迷走神經——高級市政官抓抓癢和赫—鮑二氏反射。在市長大人宴席這種要顧及社交顏面的場合，這樣做或許有點難度，但這也可以用來治打嗝，我小時候大人都是這樣教的。

現在還有其它很多方法可以刺激迷走神經。譬如有像助聽器一樣的震動器，可以掛在耳朵上按摩耳廓。比較侵入式的話，就是在體內植入電子刺激器，定時刺激迷走神經。這需要外科手術，不過並不難，因為迷走神經的纖維從腦幹一路往下抵達腹部和脾臟，是手術可以觸及的。電極可以裝在神經上，由病人或醫師控制刺激。

迷走神經的訊號若增強，可以抑制脾臟裡的巨噬細胞釋出細胞激素，因此如果用電來刺激迷走神經，便可降低病人炎性細胞激素的濃度。這個方法最近被拿來用在治療類風濕性關節炎上，療效雖然正如我們的預期，但還是很令人驚訝。[53]每天平均刺激迷走神經二十分鐘，就能快速大幅降低血液中細胞激素的濃度，病人回報關節疼痛的次數也減少了。當實驗期間停止這種刺激十天，細胞激素濃度和症狀指數又會回升。這時若恢復刺激，細胞激素和症狀又會乖乖降低。所以我們可以靠刺激（或不刺激）迷走神經來關閉（或打開）類風濕性關節炎的身體發炎狀態，真的就像按下開關鍵那樣。這是一個很顛覆傳統的精彩發現，依據的是我年輕時並不存在的科學理論。它開啟了一個全新的生物電子醫學領域，利用電子刺激去控制或修復免疫系統。

發炎的大腦

我在一九八五年離開醫學院。之後，柏林圍牆和大腦裡的那堵牆雙雙崩塌。我們現在知道，血腦屏障是開放的，容許免疫系統和神經系統之間進行溝通。笛卡兒主義的二元論無法藉由血腦屏障實現，而血腦屏障也不會阻礙我們解釋發炎造成憂鬱症的機轉。知道血液裡的細胞激素訊號可以穿透血腦屏障，這是很重要的，因為這是離回答「如何引發」這個問題的解答愈來愈靠近。不過要徹底回答，還是要先了解發炎訊號抵達大腦時對大腦做了什麼，才讓人們變得憂鬱。

要在人類身上弄清楚這問題，最實用的方法就是使用大腦掃描技術，譬如功能性磁振造影（簡稱 fMRI）。我們可以趁人們在看到不同事物或從事不同任務時，利用 fMRI 掃描大腦，查看血液流向的變化。任務性質或刺激不同，就會需要用到大腦不同的部位，血就會往那裡流，變成 fMRI 呈現出的一個熱點。我們要如何利用這種技術來調查像悲傷或憂鬱這類的情緒狀態呢？

在第一台 fMRI 掃描儀出現前的一百多年，達爾文（Charles Darwin）便意識到高度演化的人類可以從別人臉上偵測出各種情緒。而且，當我看見一張臉表現出某種情緒時，我在心裡也會引發同樣情緒。所以如果我想要讓受測者在 fMRI 實驗時感到難過，就給他們看一些難過的表情，然後掃描他們的大腦。這個實驗做過好幾百次，結果都差不多。看見悲傷的臉，就會跟著染上悲傷的情緒，然後造成大腦裡有四、五個部位的血流量增加，這些部位的名稱很拗口，像是杏仁核（amygdala）或扣帶皮質（cingulate cortex）（圖九）。被悲傷和其他情緒活化的大腦區塊會形成神經連結，我們可以把它們想像成是情緒腦（emotional brain）網絡。這是神經的基礎架構，構成我們的主觀情緒，包括瞬間的憂傷、悲痛和難過。雖然我們每個人各有各的情感和心境，但這種基礎架構並非由任何一個人所獨享，這是人類共有的，而且也跟其它動物類似。達爾文並不懂這些，但如果他知道人類的情緒腦網絡裡有部分構件（譬如杏仁核）可以在物種演化中遠溯至爬蟲類，恐怕也不會覺得意外。

從 fMRI 中我們得知，這個比人類還早出現的情緒腦網絡出現變化時，通常會與憂鬱症扯上關係。當憂鬱症患者看見一張悲傷的臉時，他們跟健康的人一樣，都會啟動生成悲傷的大腦網絡，只是程度更甚。[54]鬱症一直與杏仁核和扣帶的過度活躍有關，[55]但在接受過幾週 SSRI 療法後，症狀有所減輕的憂鬱症患者杏仁核的活躍程度會大幅降低。[56]簡而言之，由於 fMRI 的出現，我們更加了解，憂鬱症的精神狀態與大腦功能的變化兩者間有何關聯。也因為這樣，會引發憂鬱症狀的發炎訊號或刺激應該也會啟動情緒腦網絡。只是我們要怎麼在人體裡安全地測試這個理論呢？

接種疫苗可以給予安全的發炎刺激，引發短暫的憂鬱狀態。因為疫苗接種若要維持一段時間的預防效力，就得引發免疫反應才行。短期來說，疫苗施打後，也會產生情緒和行為上的變化。上一次我接種傷寒、破傷風、肝炎的三合一疫苗時，護士不帶情緒地警告我，可能會有幾天覺得「身體不適」，也許還要請一天假。她沒有告訴我原因。當我問她為什麼，她也沒有真的回答我，只是說：「這是你的身體應對疫苗的一種方式。」但雖然她沒有辦法解釋為什麼，卻可以預料得到。她說得沒錯，我的確有一天多的時間都不太舒服。但沒有根管手術時那麼糟，只是那天晚上我還是很累，心浮氣躁，可憐兮兮地向家人抱怨雖然我們一生難得一次要去非洲度假，可是我們一定會死於血吸蟲病和瘧疾，或者其它沒有疫苗可打的熱帶疾病。所以，如果我在接種疫苗後的隔天，當我怎樣都高興不起來時，接受大腦掃描，我情緒腦的那些活化區域一定比前一天心情好的時候活躍許多。

以上預測最近有實驗可供佐證。這個實驗讓二十名年輕健康的受測者看帶有情緒的表情照片，然後進行兩次 fMRI 掃描，第一次是在他們接種傷寒疫苗之後，另一次是在注射安慰劑之後。[8] 疫苗接種會增加血液中的細胞激素濃度，於是造成輕微的憂鬱症狀。此外，也會增加扣帶皮質的活躍狀況，這跟憂鬱症狀的嚴重程度息息相關。因為接種疫苗而變得最憂鬱的人，以及對疫苗接種有強烈的炎性細胞激素反應的人，在情緒腦網絡出現最劇烈的變化。大腦「應對疫苗的方式」比旅遊門診裡護士的輕描淡寫還要複雜多了。不過這在科學上是合理的，疫苗的發炎刺激會提高情緒腦活化區域的活動，進而在注射後的那幾天引發輕微的憂鬱症狀。

fMRI 是了不起的技術，我們何其有幸能擁有它。但它也不可能完全解釋清楚發炎引發憂鬱症的整個機制過程。這是因為，fMRI 掃描儀能看到人腦內的最小極限大約是一立方公厘，大概就是傳說中的針頭大小。我們可以在十五分鐘內以無痛、負擔得起，且幾近沒有風險的情況下測量出這麼微量的人腦組織，是科技的完美展現。只是 fMRI 的空間解析度並不盡如人意（而且永遠都不可能盡善盡美），無法看到個別的細胞或神經元。一立方公厘約含有十萬個神經細胞。為了更徹底了解大腦的發炎作用，也為了回答「如何引發」這個問題，我們必須查清楚神經細胞和微膠細胞發生了什麼事。

要了解這部分的細節，我們得先把研究的焦點從人類轉移到其他物種身上，譬如老鼠，或者在試管裡培養出來的細胞。好處是這會有比較好的空間解析度，也較能透過實驗來精準掌握免疫細胞如何改變神經細胞的運作機制。但是在動物身上做的憂鬱症實驗，其科學價值往往會被打一點折扣，因為會遭質疑是，想用「較低等」動物的精密生物構造去理解和治療人類的憂鬱症。

自笛卡兒以來，將動物的神經科學套用在人類身上，向來受到質疑，因為笛卡兒不承認動物有靈魂。因此在動物身上理當不可能存在著最高層次的意識，比方說跟上帝交流。不過笛卡兒當然清楚，動物經常很聰明地透過行為來回應周遭環境，或者在行為上做出調適。因此他假設某些心智功能，譬如記憶力和情緒，可能單純是透過大腦的生理機制呈現出來的，這跟那種比較高層次、比較鮮明的人類意識，譬如對美或真相的感受，是完全不一樣的，因為後者靠的是波動不定的靈魂，它會從心臟熱過的血液裡神祕地注入松果體。

對笛卡兒以及身為他哲學後裔的我們來說，問題在於要把那條界線畫在哪裡？要怎麼把人類分成兩個區塊，一個可用大腦機制說明，和動物相似；然後另一個無法用語言說明，只有身為人類的我們才能主觀了解？當笛卡兒在反思這個問題時，他到最後愈來愈相信有很多人類狀態是近似動物的。在他早逝之前，他認定只有在靈性、美學、知性上的強烈思想才是人類專屬。絕大部分的人類外在行為，外在世界正在進行的幾乎所有事情，進食、睡覺、交配、育兒、競爭以及合作等一切日常事務，也就是一般人過日子的種種，在笛卡兒看來都不是人類獨有的特徵。人類狀態有大部分受大腦機制的策劃操控，就如同貓狗的類似行為也是受到大腦機制的策劃和操控，而牠們是沒有靈魂的。

因此笛卡兒也許會為了更了解人類的憂鬱症，而去積極推動現代動物實驗的價值。他的理由可能會是，既然憂鬱症會影響睡眠、胃口、社交能力、身體活動力，而動物也都有這些行為，那麼這些症狀應該只是單純受到人類大腦機制的驅動，因此應該可以靠動物實驗獲取有用的資訊。但另一方面來說，他也可能會擔心，該如何解釋憂鬱時那些陰暗、內疚的心態，精神或存在的痛苦，譬如有人就是堅信自己一無是處，認定自己沒有未來。這些一定是人類才有的思緒，絕不可能靠動物實驗得知，但可能是心理疾病最深刻的症狀。在這種情況下，笛卡兒可能會陷入長思，難以看出利用動物進行精神疾病研究的理由何在。

這個疑問始終存在於精神醫學和心理學的所有動物實驗裡。一位崇尚笛卡兒思想的醫師會認為，自己有理由完全拒絕接受這整個領域的研究。「沒有人會相信精神醫學的動物實驗樣本。」我多次被如此斷言，甚至還有一次被擬人化的童話故事嘲諷道：「下一次你可能就會告訴我，老鼠會為自己感到難過，或者有時也會想，到底值不值得再繼續活下去！」

不過說真的，我認為積極前衛的笛卡兒頗有可能這麼說，因為實驗顯示，發炎也會引發動物的憂鬱行為。就如我們在第一章所見，當一隻老鼠發炎時，牠的行為會複雜但可預測地立即出現大幅改變。發炎的老鼠會變得沒有活力，吃不下也喝不下，避開同伴，連睡眠周期也受到干擾，顯示出疾病行為。例如，在急性發炎的刺激下，像是注射了一劑脂多醣這條會激怒巨噬細胞的分子條碼（molecular barcode），老鼠的行為就會幾乎立刻改變，高度反常的時間長達二十四到四十八小時，幾天後才又慢慢恢復正常。如果再注射第二劑的脂多醣，又會出現好幾天的疾病行為。同樣的，要是老鼠接種預防結核病的疫苗ＢＣＧ，注射完後的頭幾天，會出現短期的疾病行為，不過接下來那幾個星期，仍有退縮和無精打采的問題。看起來很像是老鼠因發炎而變得長期憂鬱。57

我之所以說「很像是」，是因為我必須保持警戒，以免遭人指控是用人類思維去理解動物。我們顯然無法確實知道老鼠是不是憂鬱，或者牠會不會覺得現在的生活比以前來得快樂或不快樂。我們也不知道，牠能不能想像其他老鼠過得比牠快樂還是不快樂。我們只知道在正常情況下，如果你給老鼠清水和糖水兩種選擇，牠會像很多小孩一樣，比較喜歡喝糖水。所以我們假設，牠們的行為偏好是受報酬性快感的驅使，就像我們所知的小孩行為一樣。此外，我們也知道，當老鼠在接種過ＢＣＧ疫苗後再度接受測試，牠們就會變得不喜歡喝糖水，行為上變得對眼前選擇不感興趣。我們假設那是因為牠們已經失去了追求快樂的動力，所以不想喝糖水。從牠們的行為改變，我們可以推斷牠們對快樂的心理經驗起了變化，出現近似鬱症的主要症狀，也就是喪失樂趣或快感缺乏。我個人認為這是一個合理扎實的推論，至少縮小了動物與人類之間的差距，不是可笑的擬人化。我喜歡想像笛卡兒本人可能也站在我這一邊，不過我沒有把握。

將焦點放在「發炎會如何影響大腦」（大腦絕對是身體機制的一部分）的動物實驗，從哲學的角度來看，會比研究「發炎會如何影響動物行為或推想中的動物心理」要來得簡單。我們都知道，如果將脂多醣這種細菌毒素注入一隻老鼠的血液裡，雖然脂多醣分子本身會遭到血腦屏障的阻擋，無法立刻進入大腦，但是老鼠對脂多醣的發炎反應卻可以穿透血腦屏障。換言之，老鼠體內的巨噬細胞會啟動，釋放出細胞激素，傳送能穿過血腦屏障的發炎訊號，活化大腦裡的巨噬細胞。

基於歷史因素，大腦裡的巨噬細胞被稱為微膠細胞，儘管名稱不同，微膠細胞其實很類似體內其它部位的巨噬細胞。它們一生中有大多時候都在默默等候麻煩上門，靜候壞東西的局部入侵，也等待體內其它部位遭受攻擊時免疫細胞所發出的徵召令。當微膠細胞接收到體內因注射脂多醣而產生的發炎訊號時，就會變得憤怒且活躍，還會開始自行釋出細胞激素，在大腦裡迅速回應或擴大體內的發炎狀態。跟體內其他部位的巨噬細胞一樣，大腦內的微膠細胞會在被動員時一併傷害無辜的旁觀者，也就是附近組織的神經細胞。58

當巨噬細胞大軍接收到格殺勿論的指令而展開行動時，不管所在位置是肺臟、關節或大腦，都會波及周遭。但大腦至少不像體內其它部位，不會因為慢性發炎留下瘢痕。換言之，大腦不會像P太太的雙手因指關節附近的纖維攣縮而變形，不會形成實體上變形的疤痕組織。不過，大腦因微膠細胞的活化而受到的附加傷害，還是會以其它形式呈現：神經細胞可能死亡或縮小；細胞之間的突觸連結可能變得僵硬，沒有可塑性；突觸間血清素等神經傳導物質的供應，也可能受到干擾。

憤怒的微膠細胞不只會殺死附近的神經細胞，也會阻礙它們再生，無法形成新的神經細胞。另外，雖然不至於極端，但也很嚴重的是，微膠細胞的活化會讓神經細胞適應力或可塑性降低。為了避免疑慮，我得先澄清，我在這裡的意思並不是說，神經細胞是用聚苯乙稀或PVC製成，而是說它本來柔韌可塑，就像是塑料土，時間一久，突觸連結可能變得強韌，也有可能減弱，最好用或最常用的神經細胞連結點會變得愈來愈強韌，比較無用或較少用的連結點則變得無力。佛洛依德是最先有這種想法的人之一，不過他在當時並沒有實際看過突觸，或確定它們的存在（圖五和圖八）。如今突觸的可塑性被認為對人的適應力、學習力和記憶力來說都非常重要。因此，微膠細胞的過度活躍造成突觸喪失和突觸可塑性的喪失，似乎可用來合理解釋發炎跟記憶力喪失、認知障礙，以及發炎動物身上觀察到的類憂鬱行為有關。59

微膠細胞活化也會對神經細胞如何處理神經傳導物質有不利的影響，尤其是對血清素，血清素就是 SSRI 所瞄準的神經傳導物質。正常情況下，神經細胞會利用一種叫做色氨酸（tryptophan）的原料來製造血清素。可是憤怒的微膠細胞所釋出的細胞激素，會促使神經細胞利用色氨酸製作出其它終端產品，比如說犬尿氨酸

（kynurenine）。[60] 這從兩方面來看都是壞消息。第一，這表示可釋放給突觸使用的血清素變少。一般認為，正常有規律的血清素訊號對於控制睡眠、食慾和情緒很重要，現在少了它，這些作息都會受到干擾。再者，犬尿氨酸及其它分子其實都有毒，會害神經細胞中毒，使它們過度亢奮，最後疲累而死。

微膠細胞活化的總體效應，就是血清素訊號的喪失和地位遭到篡奪。別忘了，理論上血清素對憂鬱症很重要，對很多抗憂鬱劑的機轉來說也很重要。動物大腦裡的這些發炎效應，可以從最細微的分子層級去說明發炎如何引發憂鬱症。當發炎使得釋放進突觸的血清素減少時，等於在扯 SSRI 的後腿。所以很多難治型憂鬱症患者，對 SSRI 或其它抗憂鬱劑反應不佳，發炎可能是箇中原因。[61]

＊＊＊

無論是精神疾患的鬱症或一般的輕微憂鬱症狀，都跟血液裡升高的炎性蛋白質有很大關聯。過去二十年來，有愈來愈多病例對照研究和流行病學研究提出證明，因此在這一點上似乎已經無庸置疑。雖然傳統診斷並不把鬱症當作是生理疾病，但為數眾多的病人，包括始於身體發炎產生憂鬱症的P太太，已經讓我們看到鬱症和發炎兩者之間的關係機制。

現在我們也有了有力的證據可以證明發炎先於憂鬱症，這是構成因果的一個必要條件。而對於「如何引發」的這個問題，我們也有了愈來愈多的答案。我們知道，細胞激素訊號如何穿過身體和大腦之間那層本來以為不能穿透的屏障。我們也在人類身上看到，就算是像疫苗帶來的輕微發炎刺激，也會造成情緒腦網絡的局部熱點。我們更在動物身上得到更多細節，看到身體發炎如何傳播到大腦，啟動大腦裡面稱做微膠細胞的巨噬細胞，對神經細胞、突觸和血清素的新陳代謝造成附加傷害。我們透過fMRI和動物實驗，在人類和老鼠身上看見發炎如何引發腦內變化，進而造成我們精神狀態上或動物行為上的憂鬱。

這些都只是科學文獻裡的冰山一角，還有更多細節等待有心人去發掘。[4,10,12,62]不過最頑固的笛卡兒主義者，也就是最堅定的二元論者，仍不會被說服。他們會抱怨這樣的證據還不夠非比尋常，不足以證明「腦和身體是靠免疫系統連結」這種非比尋常的主張。事實上，持平來說，機制論述是還不夠清楚，有很多細節和空白沒有交代，我們對動物和人類的所知，仍存在許多缺口。另外，有很多結果是來自少數的小型研究或實驗方法，神經免疫學的進步一日千里，這些方法很快就過時。不過這也是任何進展神速的科學難免會遇到的問題。也正因為進展如此快速，這個「如何引發」的問題縱然尚未徹底解開，但看來也愈來愈像是一個值得探究且終將獲得解決的合理問題。

第六章　為何引發？

對於發炎如何引發憂鬱症，我想我們可以知道一切該知道的事。而且我也相信未來幾年我們會知道得更多。但即使如此，還是不夠徹底，就算我們知道了憂鬱症的可能源頭，仍然少了點什麼。

我們還必須要問「為什麼引發」。為什麼憂鬱症患者一開始會發炎？更籠統地說，為什麼原本幫我們在充滿敵意的世界裡生存下去的免疫系統，竟似乎反過來對抗我們，讓我們在發炎的時候變得憂鬱？

是什麼造成你發炎（且憂鬱）？

有幾種發炎可能跟憂鬱症有關。

其中最明顯的是發炎性疾病。我們現在已經知道，憂鬱症在P太太這類病人身上很常見，他們罹患的都是重大的發炎性或自體免疫疾病，譬如類風溼性關節炎、糖尿病或動脈硬化等。但是鬱症患者身上細胞激素或C反應蛋白濃度上升的現象，不太可能用他有生理疾病來解釋。這是因為根據美國精神醫學會的官方診斷標準，只有在沒有身體疾病的前提下，病人才能被確診為鬱症。在我看來，這其實很怪，這表示像P太太這種病人，即使符合所有憂鬱症診斷清單裡的症狀，還是不能算是鬱症。在臨床上，有很多跟P太太一樣處境的病人，他們的心理症狀很有可能不是遭忽略，就是被診斷為所謂的與憂鬱症共病（co-morbid）。共病現象是，醫師認定他們的憂鬱症狀和某種發炎性疾病有關（例如關節炎），因此那既不是精神科醫師所稱的鬱症，而且導致關節炎的免疫系統失調並不是導致他們憂鬱的原因。

莫里哀搞不好會認為，共病現象不過就是醫界愛用的華麗詞藻，其實根本說出不病因。直到今天，奉行笛卡兒主義的醫師還是可以用「共病憂鬱症」來間接暗示他的病人：「呃，如果你得了這種病，你也會憂鬱，不是嗎？」我倒覺得相反。因為現在已經有證據顯示，原本被認為只是心裡想到自己得病而一時感傷所引發的共病憂鬱症，其實是發炎性憂鬱症。從身體機制來看，是因為嚴重的發炎性疾病造成細胞激素濃度過高、活化巨噬細胞，所以導致發炎性憂鬱症。

總之在定義上，不能以身體疾病來解釋鬱症病患的發炎究竟從何而來。所以還有什麼其它可能的罪魁禍首呢？或者更精準地說，在憂鬱症的精神疾病診斷裡，還有什麼其它已知的風險因子也會助長發炎？

體脂肪（脂肪組織）會使身體發炎。脂肪組織裡約有百分之六十的細胞是巨噬細胞，它是免疫系統裡的機器戰警，也是炎性細胞激素的主要來源之一。過胖或肥胖的人，身體質量指數較高（body mass index，簡稱ＢＭＩ），血液中的細胞激素和Ｃ反應蛋白數值通常也比身材較瘦的人來得高。[62]此外我們也知道，過胖的人比較可能得到憂鬱症。[63]不過，是因為肥胖引發憂鬱症，還是因為憂鬱症引發肥胖？因果的箭頭其實兩個方向都說得通，或者雙向進行。憂鬱症會引發行為的改變，譬如沉溺於高熱量的慰藉食物，導致肥胖。但也可以倒過來，肥胖在心理上引發憂鬱症，因為在這個愛羞辱「不完美」身體的文化裡，肥胖的人會因自己的外表飽受批評而自我批判。又或者說，肥胖可能會在免疫上引發憂鬱症，因為體內巨噬細胞數量大增，而且血液中細胞激素上升。不過至少有一點很清楚，那就是肥胖除了造成發炎，也會提高憂鬱症的風險。

老化也像肥胖一樣是助長發炎的原因，同時也是憂鬱症的風險因子。隨著年紀漸長，我們的身體愈來愈容易發炎。在其它所有因素不變的情況下，細胞激素和C反應蛋白的數值都會隨著時間的流逝而升高。我們的先天免疫系統會隨著年紀漸長，對威脅的警覺遞增。此外，我們也會變得比較容易焦慮和憂鬱。不過相較於肥胖，這其中的因果關係比較清楚。因為我想我們都同意，老化或者說歲月的流逝，絕非憂鬱症或發炎造成。因為無論你憂鬱與否，有沒有發炎，時間都一樣在走。所以年齡的增長會加重發炎和增加憂鬱症的風險，但反之卻不然。這樣的說法應該適切。但是我們可以用發炎來解釋因年事漸長而增加的憂鬱症風險嗎？又或者說，無論血液中的細胞激素多寡，光是知道自己快進棺材了，就足以讓人憂鬱？目前為止，這還不是很確定。

除了年紀和肥胖之外，還有其它幾個可能因子既會加重發炎，也會提高憂鬱症的風險。比如說，身體的發炎狀態有明顯的季節變化。在十一、十二和一月的冬季，歐洲人血液中的細胞激素會上升，但同樣月分對南半球正是夏季的澳洲人來說，血液中的細胞激素含量反而較低。[65] 顯然免疫系統在冬季比較容易發炎，很可能是因為冬季比較容易罹患感冒或感染性疾病，也提高了憂鬱症的風險，尤其對有季節性情緒失調的人來說。這究竟是純屬巧合？還是免疫系統的四季或晝夜規律，驅動了整年的情緒起伏或一天下來的情緒波動？我們還不知道問題的答案。

如你所見，神經免疫學還太過年輕，無法回答全部的問題。不過有趣的是，就憂鬱症患者體內發炎的可能來源來看，最明顯的導線之一並不是年紀、肥胖或白晝時間這類物理因素，反而是社會因素。

劇烈的壓力

壓力是最廣為人知，但又最不為人所了解的憂鬱症成因。它是眾人通曉的生活現實，我們每個人都可能親身或看別人有過因為壓力而感到憂鬱的經驗。流行病學研究證實壓力的影響很大，尤其是來自重大生活事件的壓力，譬如配偶、雙親或孩子的死亡，或失業，或其它一些傷慟或屈辱。在這些情況下，得到憂鬱症的機率會比憂鬱症的背景風險（background risk）多出九倍。[66]從另一個角度來看，約有百分之八十的憂鬱症發作，是因為先前發生了充滿壓力的生活事件。[67]最令人沮喪的壓力通常來自重要關係的喪失和遭到社會排斥。所以如果有個男人對妻子主動提出離婚訴訟，喪失了婚姻關係，他得到憂鬱症的風險會多十倍；但如果是妻子對他提出離婚訴訟，他的憂鬱症風險將多出二十倍，因為他不只失去婚姻，還被丟臉地拋棄。[68]

壓力對憂鬱症風險的影響是非常明顯的。只是社會壓力怎麼會對憂鬱症有這麼大的作用，這一點還不是很清楚。一如往常，奉行笛卡兒主義的人會說，「如果是你，你也會有憂鬱症，不是嗎？」要是太太跟別人跑了，要是被炒魷魚，我敢打賭你也不會太開心。但一如往常，這個說法並不科學，對治療也沒有任何幫助。它只是暗示因為壓力而得到憂鬱症純粹是個人問題，證明當事者的個性不夠堅忍。換個說法，是他自己的錯。除了壓力的痛苦之外，還得蒙受無法自己克服憂鬱的羞辱。但過去二十年來，已經有愈來愈多人支持另一種解釋，著重體內的發炎反應，而不是內在的自省。

經過精算，我們發現人的壽命會因喪親之痛而縮短，顯示重大生活事件可能影響免疫系統。[69]如果太太和你離婚，或者你在生活上遭遇一些可怕的事，那麼你不只比常人更有可能得到癌症和心臟病，預期的壽命也會比事件發生前來得短。我們都把心碎而死當成比喻，但我們都知道這種事在我們四周很常見：有人失去心愛的人之後，出乎意料早早過世。我就聽過，許多結婚多年的夫妻在短短幾週內先後撒手人寰。我們不都聽過這樣的故事嗎？最近有研究甚至證實，人若是剛喪親，心臟病或中風的死亡風險將高出兩倍。[70]失去相守一生的伴侶，這種感情和社會上的雙重打擊會大大影響你的生存適應力。保險公司深知這一點，這也是為什麼他們會為顧客提供喪親輔導的諮詢服務。憂傷可以殺死你。這也是可以靠免疫學來解釋的另一個確鑿事實。

我們現在已經知道，帶來壓力的生活事件會在免疫系統的池塘裡丟下一顆石頭，造成免疫細胞在作業和互動上的劇烈變化。[71,72]先天免疫系統的巨噬細胞本來在自體的前線巡邏，這時會因喪親之痛而變得憤怒而活躍，於是釋出更多炎性細胞激素到血液循環裡。[73]巨噬細胞的過度活化可能造成粥狀硬化的動脈發炎，增加心臟和大腦血管裡血塊形成的風險，提高心臟病發或中風的機率。如此一來，心碎而死可以用「社會壓力對免疫系統造成了影響」來解釋。

其它不像喪親那樣單一且極端的社會壓力，也會啟動巨噬細胞而引起發炎。[14]炎性生物標記（像細胞激素和C反應蛋白）在很多壓力環境下也都會升高，譬如貧困、負債、在社會上孤立無援。阿茲海默症患者的照護者，和平日負責照顧患有失智症配偶或親人的人，他們的炎性生物標記都會升高。[74]幼年若飽受貧困、棄養或虐待，成年後的炎性生物標記也較高。

紐西蘭的一項重大流行病學研究追蹤了達尼丁（Dunedin）這座城市一九七二到

七三年間出生的一〇三七名孩童。[15]他們小心評估了這些孩童的社經狀態（簡單來說，就是他們父母財富的多寡）、是否孤立和是否受虐。三十年後進行第二次的評估，結果發現，孩提時貧困、孤立或受虐過的受測者，成年時期發生憂鬱症和肥胖的機率比其他人高出兩倍。我們幾十年前就知道，免疫系統有長期記憶，能記住幼時遭受過的感染或注射過的疫苗。現在我們也開始明白，免疫系統原來也會記得幼時被侵犯或挨餓的經驗，以及對自體早期生存的任何一種威脅。童年受虐的倖存者在長大成人後，免疫系統可能處於一種一觸即發的狀態，只要遇到一點感染和社交挫折，就會出現過度的發炎反應，進而引發憂鬱症狀。童年受虐如何對成人心理健康產生不良影響，佛洛伊德（和鮑洛伊爾）早在一百多年前就大膽點出，現在我們是用免疫系統來重新解釋。

不過，要想知道壓力是什麼感覺，並不一定要有憂鬱、喪親或受虐的經驗。有些事情幾乎每一個人多少都會有壓力，在眾人面前說話就是。站在眾人面前侃侃而談，縱然只有幾分鐘，也往往會引發主觀上的恐懼或焦慮，再伴隨客觀生理上的亢奮，譬如血壓升高、心跳加快和流汗。在講台上時，人的身體一樣會出現「戰或逃反應」（fight-or-flight response），包括腎上腺素和正腎上腺素升高，啟動交感神經系統，同時迷走神經令人安定的抗腎上腺素作用也會跟著減緩。有些人非常厭惡這種亢奮、焦慮的狀態，所以從不上台。在眾人面前被問也很有壓力，就像我們醫學院學生在巴茲病房裡受教授質問一樣。就算是現在看起來很擅長公眾演說、臨場回答也很自在的那些人，從前通常也是要花點力氣去克服自發和反射的焦慮。我們很久以前就知道，在眾人面前說話會有壓力，只是直到最近才明白，像這種輕微的壓力，也會快速啟動身體的發炎反應。

特里爾社會壓力測試（Trier social stress test）的實驗設計，就是要模擬在眾人面前說話的壓力。實驗對象（受測者）被要求對四名觀眾進行十二分鐘的演說，再接受觀眾四分鐘的心算問答。通常這種實驗都是事先安排好的，受測者站在桌子前面說話，觀眾則坐在桌子的另一邊，後者穿著白色的實驗服，表情故作不以為然。我們大概都可以想像，這經驗對受測者帶來多大的壓力，即使他們都知道那只是演出來的，這是一個合乎實驗倫理的實驗，他們的表現好壞不會造成什麼嚴重後果。

在最近一場實驗裡，有一組受測者是身心健康，並且對自己在一九九〇年代的教學經驗很滿意的德國教師。他們在特里爾社會壓力測試之前和之後都提供了血液樣本。[75]結果發現，在眾人面前說話後立刻採樣的血液，裡頭的巨噬細胞比之前更加活躍，也釋出更多的細胞激素。第二組受測者是一群在工作上受挫的教師。大家都知道，教書是一份壓力很大的工作，有很高比例的教師因病而提早退休或告假。第二組教師覺得他們的教學付出並沒有得到適當的回報，所負的責任並沒有相對的補償，無論是薪資、升遷或同儕和學生給予的尊重。但他們還是盡心盡力地授課，只是心力交瘁。在受測前，這些教師身上的巨噬細胞比第一組教師身上的巨噬細胞來得憤怒。承受了這次站在眾人面前說話的額外壓力後，他們的巨噬細胞變得更憤怒了。

諸如在眾人面前說話這種帶來壓力的事件究竟是如何啟動免疫細胞的，我們還不確定，不過有兩三種可能原因正在研究中。比方說，我們都知道，因為壓力而陡升的腎上腺素會送出危險訊號給巨噬細胞，啟動巨噬細胞的憤怒反應，與接收到脂多醣這樣的危險感染訊號時的反應相同。此外，我們也知道，壓力會干擾體內的荷爾蒙系統，使巨噬細胞對類固醇的鎮定效果不再有那麼靈敏的反應。[10]一如往常，這當中還有許多細節有待釐清，但這正是科學迷人的原因之一：每往前走一步，就會產生更多問題。

線性因果鍊和循環

把這一切串連起來，我們就可以說我們知道發炎如何引發憂鬱症，以及發炎的源頭在哪裡。我們可以建構起線性的敘述，將故事從頭說到尾。很久很久以前，壓力出現，造成發炎，最後引發憂鬱症。這就是壓力如何引發憂鬱症的因果過程，於是我們有了一個合理且可以測試的機制性假設，值得更進一步探究，尤其是與憂鬱症新療法有關的研究。

不過壓力、發炎和憂鬱症三者之間的因果關係也可能是循環而非線性的。[76]病人發現憂鬱症讓自己承受更大的社會壓力，這種事其實並不罕見。由於憂鬱，病人更容易退縮和無精打采。他們幾乎都承受著某種程度的社會污名化，最支持他們的人際關係最後也可能變質，他們可能失去收入或經濟地位，也有可能變得愈來愈仰賴社會救濟金。換言之，憂鬱症會在很多社交層面上引發壓力，而我們現在也知道，壓力會透過神經免疫途徑引發憂鬱症，所以更是雪上加霜。

這是個惡性循環。若是過早承受劇烈的壓力（譬如童年受虐），長大後在面對社會壓力時，身體會變得比較容易發炎。壓力下加劇的發炎會使大腦出現更大的變化，引發更嚴重的憂鬱症。而憂鬱症本身，包括診斷和治療，又增加了未來出現更多壓力的風險。如此不斷循環下去。

我曾經看過一個病人，一位在十一到十三歲間遭到繼父性侵的年輕女子。她青春期時跟很多年輕女孩一樣，有一點輕微的憂鬱症狀，不過還算過得去。後來，繼父在她二十幾歲時死亡，一切開始浮出檯面，這些往事在她家人面前公開，結果讓她罹患憂鬱症。有一陣子她的情況很不好，她厭惡自己，而且自我傷害，她深信繼父是撒旦，她必須跟著他一起下地獄。最後她被強制送進精神病院接受治療。四個月後出院，情況有比較好。我在門診裡詢問她一些平常的問題，發現她的鬱症已有改善。但這時候的她在社會上已經失去了立足之地。她失去了和朋友合租的公寓，錯過了應徵工作的截止日期。她的家庭因為繼父的死仍分崩離析。很多專業人士和其他人試圖伸出援手，但是她孤身飄零，承受極大的社會壓力。沒多久，她又回到醫院，這一次更堅定地想自殺。她試了所有常見的抗憂鬱劑，但都沒有明顯的效果。最後，我確定是因為家人一起回來支持她，才真的助她復原。

她的故事在精神科不算罕見。每當我想起，都想著這裡頭有多少東西可以從發炎的角度切入。她血液和大腦裡的巨噬細胞曾因幼時的受虐經驗而啟動嗎？然後在青春期蠢蠢欲動？最後因施虐者死亡的壓力而再度啟動，最終爆發？這就是她第一次變得憂鬱的原因嗎？她剛從醫院裡出來，遇到新的社會壓力時，她的巨噬細胞也像那些心力交瘁的教師身上的巨噬細胞一樣，還處於高度警戒的狀態嗎？第一次鬱症發作後，她的社會地位降低了且感到迷惘、無所適從，所以她是對這些額外壓力產生過度發炎的反應嗎？就像接受特里爾社會壓力試驗的那些教師一樣。這就是她為什麼鬱症二度發作的原因嗎？以她的個案來說，我們永遠不確定像這樣的一個正回饋迴圈（positive feedback loop）是不是惡性循環地從壓力變成發炎，再變成鬱症，然後又變回壓力。我們當時都沒想到這一點。那時候的我們並不會考慮發炎的問題，也沒想過要在精神科門診以血液檢查確認免疫生物標記。

我想未來我們對壓力、發炎和憂鬱症的循環邏輯應該會更清楚，到時就能利用這樣的新知去改變憂鬱症的療法（圖十二）。但這還是沒有解決最終的問題：為什麼發炎會造成憂鬱症？

最終，答案一定在達爾文身上

說到生物系統，或者科學上所知的生命形式，每當問「為什麼」時，答案一定都一樣：物競天擇。為什麼加拉巴哥群島（Galapagos archipelago）各島嶼的雀有不同形狀的喙？為什麼有些蘭花會開出形似蜜蜂的花？為什麼大象有長鼻？為什麼老虎有條紋？任何生物現象或形式出現在世界上，或消失成化石，最終理由都跟適應力有關，都是為了讓生物更能活下去。隨機的基因突變不斷讓現有的物種出現小變化，要是有些基因突變在偶然的機會下使得該生物更有適應力、更不怕逆境，或更具生殖力，那麼根據物競天擇，這個基因突變的形式就會被挑選出來傳給後代，這個物種會沿著這條被挑出來的基因編碼軌跡慢慢演化下去。所以為什麼老虎會有條紋，標準答案就是：具有突變基因的第一隻老虎，因為身上的條紋偽裝，意外讓牠變得不易受到掠食者或競爭對手的攻擊，更容易生存和繁殖下去，於是條紋突變種的老虎在物競天擇下一代接著一代繁衍，最後老虎就演化成了每隻身上都有條紋。

這是現代演化綜論（modern evolutionary synthesis），是生物學裡最偉大的概念，是基因學和達爾文物競天擇原理的結合，可以為幾乎所有生命體的存在提供解釋。那麼，這個理論可以用來回答我們的問題嗎：為什麼有這麼多人得到憂鬱症？或者解答比較機械論的問題：為什麼免疫系統會造成憂鬱症？

如果你上網用Google查「達爾文」和「憂鬱症」，搜尋結果首位不會是他關於憂鬱症的演化理論，反而都是別人針對達爾文本身的憂鬱症所發表的各種理論。達爾文什麼症狀都有，生理上有嘔吐和腸胃脹氣，心理上有恐慌和疲累。他沒有辦法面對公開演說的壓力，為自己極具爭議的理論辯護，而且他這輩子從來沒有一份可以被稱為正當的工作。他與世隔絕，靠私人收入低調地住在倫敦外一棟老舊的住宅裡，專心寫書，主題不外乎是蚯蚓、藤壺以及物種的起源。他生前諮詢過幾位醫師，但他們全都被他的毛病難倒了，不過水療法、順勢療法和無乳製品的飲食倒是給了他一些紓解。

即使在他死後，達爾文的病源仍是個令人意外的熱絡主題，至少有三十種不同的說法，從姿勢性低血壓到乳糖不耐症、甚至到憂鬱症都有。其中一個比較奇特的說法是，他得了一種很麻煩的傳染病，叫做南美錐蟲病（Chagas disease），在他搭乘小獵犬號（HMS Beagle）前往阿根廷探險時，被彭巴草原（Pampas）上的大黑蟲咬到而感染。這說法似乎很適合我的故事：你可以想像，類似錐蟲病這種慢性細菌感染引起發炎，進而造成達爾文在返回英格蘭後所表現出來的各種憂鬱行為。不過我有個但書，就是我們需要生物標記才能確診。儘管最近有一些弄巧成拙的嘗試，想將達爾文的屍首從西敏寺（Westminster Abbey）的墳裡挖出來檢測ＤＮＡ。目前為止，我們沒有他的任何生物標記，而我個人認為，我們應該讓他長眠安息。

達爾文對發瘋所表現的興趣，不像他自己的精神狀態那樣令人摸不著頭緒。他年輕時就曾和他當醫師的父親討論過精神失常的病例，晚年的時候，也經常跟亨利・莫斯里（Henry Maudsley）通信，後者是十九世紀的精神科醫師，在倫敦創辦了一家以他為名的醫院。達爾文想從莫斯里還有其他通過信的精神病院負責人那裡，知道他們的病人看起來是什麼樣子，什麼樣的臉部表情是鬱症或躁症的特徵。

達爾文的看法是，人類情緒由臉部肌肉的收縮來呈現，甚至可能是臉部肌肉的收縮而引發情緒，而這些表現情緒的肌肉機制承繼自動物。這種說法在現在好像也說得過去。沒錯，我們當然可以從一個人的微笑或皺眉，看出對方是高興還是悲傷。也有很多人相信，他們可以從狗或馬的臉部表情看出牠是不是覺得無聊、焦慮或驚訝。達爾文對「憂傷肌肉」的說法（也就是靠臉部表情來引發情緒），跟最近新發現到肉毒桿菌的注射（可麻痺臉部肌肉，熨平老化的皺紋，達到美容的目的）有很強的抗憂鬱效果，其實也相容。[77]

然而，從笛卡兒主義來說，達爾文針對情緒表現所提出的想法隱含了一些問題。要是人類的情緒可以透過身體機制來表達或生成，而且承繼自較低等的動物，那麼情緒這種東西就不可能屬於心理或靈魂。達爾文對臉部情緒表達的看法，等於把他的演化論往人性核心推近，並用物質的方式來解釋人類的細膩感情。但是與他同時代的人們寧願相信，感情是心神的表現。達爾文收集了大量數據來應對可能面臨的意識形態衝突，不過並不樂在其中。他認為「應該去研究瘋子，因為他們很容易出現強烈的情緒，而且會宣洩出來」。他的著作《人類和動物的情緒表達》（*The Expression of the Emotions in Man and Animals*）[78]，開創了使用照片（莫斯里和其他人提供）的先河來呈現精神病院病人的臉部表情，並搭配文字敘述（圖十一）。

達爾文利用「瘋子」的臨床資料來佐證他對演化的看法，但卻沒有反過來試著用演化論來幫助我們了解發瘋的源頭。達爾文和莫斯里都意識到，精神疾病有遺傳性，

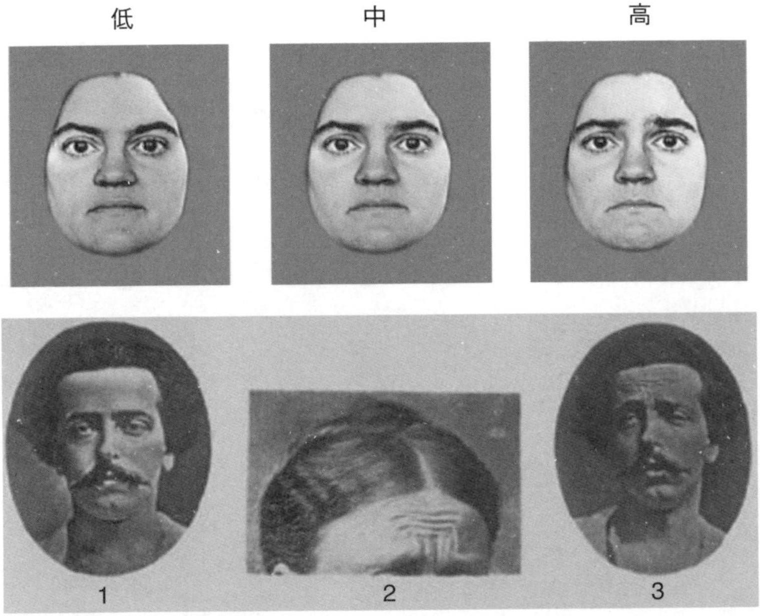

圖十一：情緒表達和情緒腦

達爾文從知名的歐洲神經學家和精神科醫師的病院，收集到許多憂鬱症患者和其他精神疾病病患的觀察資料。他特別注意眉毛的方向，以及兩道眉毛中間肌肉拱起和凹陷的紋路，也就是所謂的希臘字母Ω符號，因為它看起來就像臉上畫了一個Ω。一百多年過後，被選用在 fMRI 研究裡代表典型悲傷的幾個專用表情，也仍跟隨達爾文的理論，以眉毛的斜傾程度作為心情指標。雖然他並不懂，但達爾文或許早已預料到（但永遠不曾肯定）我們繼承自其他動物的情緒腦網絡，在看到最悲傷的臉時會最強烈地活動。

往往代代相傳。達爾文擔心，他自己家族會因為他與表妹艾瑪近親通婚，而提升發瘋的風險。莫斯里和當代同期的克雷普林（Kraepelin），還有其他精神科醫師，都從眾多的思覺失調症患者、雙極性情感疾患患者、心理變態者，以及其他診斷後貼上標籤的病例個案身上，看見了家族群聚和世代遺傳的模式。

根據達爾文的理論，憂鬱的體質就跟其他任何生理特質一樣，之所以一代一代傳下去，一定基於物競天擇，也就是說，變得憂鬱會比較健壯並容易存活下去。但這完全違背正常邏輯，也違反事實：因為我們知道，嚴重的精神疾病對健康來說是致命的打擊。二〇一八年在英國，患有思覺失調症和雙極性情感疾患的病人平均壽命少了十五年。表面上來說，重度精神疾病根本沒有生存上的優勢，也沒有競爭優勢，更沒有繁衍上的優勢。怎麼可能適合生存？但如果憂鬱症不會讓我們更適合生存，它究竟是怎麼演化下來的？

精神疾病的可遺傳性等於對物競天擇畫上問號，而達爾文死前還來不及解決。不過，莫斯里倒是有時間來直接回答這個問題，但他不是用達爾文的理論，結果誤導了我們五十年。他對演化的看法與眾多世紀末的精神科醫師雷同，認為精神疾病和犯罪行為會代代遺傳，但不是受到達爾文物競天擇的擺布。他們依據的是比達爾文更早、由尚—巴蒂斯特・拉馬克（Jean-Baptiste Lamarck）提出的演化論述。拉馬克在年輕的達爾文於一八三一年搭乘小獵犬號出海的前幾年就死了。他被認為是第一個提出生物演化理論的人。《舊約聖經》主張所有具有生命的動植物都是神創造出來的，永遠不會改變。拉馬克的生物演化理論首度背離了這樣的宗教詮釋。在他的論述裡，生命形式會改變、會愈來愈複雜，會演化，不過，演化的機制是後天獲得性特質遺傳（inheritance of acquired characteristics），而不是基因隨機突變下的物競天擇。

我們這樣說好了，你出生之前，父親就有嚴重酗酒的後天獲得性特質：他的酗酒習慣會對你的基因遺傳造成不好的影響。根據拉馬克主義，因為你父親重度酗酒，所以你會有很高的風險變成酒鬼，而如此一來，也會對你孩子的品性和精神疾病風險有類似或更負面的影響。在十九世紀的精神醫學裡有一個粗糙但常見的經驗法則：第一代的酗酒會引發第二代的瘋狂，和第三代的智障。拉馬克式的機制論強調一段退化加劇的過程，每一代的精神疾病、犯罪和不良行為都會在下一代重來並且放大。

你可以說，莫斯里、克雷普林和其他許多人就是因為忽略了「物競天擇」可能是「為什麼會有精神疾病？」這個問題的答案，才會罔顧道德提出對有精神疾患的人或種族進行屠殺的建議。一八八〇年到一九四〇年間，精神醫學和一般醫學的優生學思想很盛行，而且不只在德國。現在我們稱呼那段時間是「達爾文思想黯淡期」（Darwin's eclipse），當時物競天擇說大半遭遺忘，反而是社會淘汰的觀念粗暴地大行其道。這些觀念之後在政治和精神醫學上掀起的風波，我們已經太清楚了，所以現在絕對不能再重蹈覆轍。

達爾文思想黯淡期大概在一九四〇和五〇年代結束，與現代演化綜論崛起的時間重疊。用基因的物競天擇來完整說明演化論，現在幾乎被當作是生物學和醫學的真理。在新達爾文主義下，我們重新思索憂鬱症的遺傳性，回到同一個問題：憂鬱症的生存優勢究竟是什麼？答案仍然一樣：完全沒有。

有鬱症的人平均壽命比較短，較有可能罹患慢性病，比較可能找不到工作，或者就算找到工作，生產力也可能不太高。憂鬱症患者子女數量較少，憂鬱症的父母生下的小孩生長進展也比較落後。鬱症患者不僅沒有社會上或物質上的優勢，對他的下一代也沒有明顯的優勢，所以終究無法確保和憂鬱行為有關的這些基因會永世流傳。這樣看來，你可能認為，憂鬱症的基因應該早在數百萬年前就給剔除掉了，現在我們應該是站在陽光普照的山巔，不再有憂鬱陰霾才對。但是實際上並不是。我也覺得永遠不會有這麼一天。所以說，憂鬱症應該要有一些優點、存在著什麼優勢，才能解釋這是物競天擇下的結果呀。可是到底是什麼呢？

薩瓦那大草原的求生故事

如果我們稍微改變一下說法，就可以讓這問題變得比較容易回答。別再問「憂鬱症的生存優勢是什麼」，反而要問「憂鬱症從前的生存優勢是什麼」。也許代表憂鬱行為的基因是幾百萬年前物競天擇的結果，因為當時得憂鬱症在某種程度上是好的，但現在已經不是這樣了。我們都知道，人腦裡有很多基因是很古老的，比方說血清素受體最遠可以追溯至秀麗隱桿線蟲這種低等的蠕蟲身上，它至少在五億年前就開始演化，所以演化過程中若是出現一段遲滯期也算合理。我們這樣說好了，一旦有某個基因從一條蠕蟲、一隻狗或一個古代穴居人的身上被挑選出來，通常就會保留在現代人類基因裡。所以我們可能發現，二〇一八年的我們正在做基因設定好的事情，而這些事情在古老的薩瓦那大草原上是有用的，可是在此時此地，看起來就不太對。

好吧，我們對古老的薩瓦那大草原所知不多，更別提人科和哺乳動物承受的演化壓力了。畢竟當時我們不在現場，更何況要針對已進行了數百萬年的演化過程展開實驗也不是那麼容易。我們必須提出可能的故事，再用科學方法來測試我們的揣測。剛好，最具說服力（和經得起考驗）的憂鬱症近代進化理論，都把焦點放在基因控制免疫系統的天擇說上。[9,10]

這說法通常是：早在十五萬年前就有人類部落在非洲大草原上奮力求生，當時要找到足夠食物、熬過掠食者和敵營部落的攻擊、找到可交配的對象和養家糊口，都是很艱難的挑戰。他們得面對許多威脅，但頭號威脅是感染。日常生活裡會遇到很多可能遭受感染的機會，譬如分娩和受傷，但有效的療法卻少之又少。嬰兒的死亡率很高，懷孕和分娩的死亡率也很高。負責打獵和戰鬥的男人通常二十幾歲就死了。這些人力損耗很多都是源於感染性疾病，比如始於割傷的手，或者剩下一小段沒有切完的臍帶出現一點局部感染。另外，還有傳染病或瘟疫，規模大到甚至可能滅族。這時，身體若有任何功能可以抵禦感染，就是明顯的優勢。你可以想像，那些讓巨噬細胞變得更憤怒，或者讓細胞激素訊號變得更強烈的基因突變，若能因此強化免疫系統在前線的防衛能力，抵禦細菌對嬰兒和孩童的攻擊，一定有優勢。隨機突變下的基因若是對病菌有更大的殺傷力，便能通過物競天擇保留下來，因為有這種基因的人比較可能長大成人，活到生殖力最活躍的青春期。在一個像古代薩瓦那大草原那樣的環境裡，感染造成的嬰兒死亡率很高，能增強發炎反應的基因自然會受挑選而留存。

發炎基因在很多方面幫助人類活下去。它們提高傷口的癒合率，避免局部感染擴大。它們也能改變行為。無論是遭到感染的動物，還是受傷或生病的人類，都會像我做過根管手術之後一樣，出現特徵行為模式。生病或衰弱的人在社交上退縮，身體活動力減低，吃得少，不尋歡作樂。他們默默焦慮，睡得不好。這是一種非常根深蒂固的行為模式，由基因寫進了我們的ＤＮＡ，早在智人出現的數百萬年前就已經演化出來了。如我們所見，這種疾病行為是受到先天發炎機制的強力驅動。因此物競天擇的基因，不僅在前線殺死病原，擊潰感染，也會驅動疾病行為。可是疾病行為對薩瓦那大草原上的生存有什麼幫助呢？

我們可以假設那些生了病的先人，也就是病人，暫時退出部落，不用從事費力的社會義務和競爭，因為他需要的是休息，並把身上所有能量都拿來對付感染。在這撫慰人心的版本裡，被孤立的病人才能得到保護，他不用做太多事情，只要負責康復就好。食欲下降也有利於生存，因為病人就不用耗費精力在消化或尋找食物上，身上的所有能量都可以拿來運作巨噬細胞，全力對付感染。這使得疾病行為聽起來很像是基因設定好的康復過程，對病人來說是好事，可以加速康復。但我們也可以假設在薩瓦那大草原上，疾病行為的出現有另一個令人不太舒服的一面。當夜晚降臨，部落的其他人圍聚在營火和食物旁，落單的病人很容易遭遺忘在陰暗的邊緣，那裡也是掠食者會埋伏的地方。所以要是部落受到敵營攻擊，或者因大旱而被迫遷移，病人很可能暴露在族群的最外緣，而成為首批犧牲者。落單會讓很多威脅衝著他來。因此，疾病行為中的焦慮和睡不安穩，或許對病人的生存是有好處的，因為這可以讓他時時保持警覺，儘管他只想要好好休息和癒合化膿的傷口。

因此，社交退縮這個主要的疾病行為，對病人來說既有保護作用，也會給自己帶來威脅，但對部落來說，則純屬保護作用。傳染病對古代的部落是一大威脅，畢竟這些部落就只是約百人的大家族，家族成員彼此關係極為密切。因此疾病可以在其中快速傳播，而且由於各成員之間基因類似，這表示只要有一種病菌對其中一個成員致命，那麼也可能對所有成員致命。一場災難性的瘟疫可能消滅整個部族的基因庫，唯有隔絕病人，也就是這種社交退縮的先天免疫行為，才能降低那些尚未感染但基因近似的部落成員的感染風險。社交退縮可以想成是一種隔離措施。發炎的行為表現使病人處在隨時會被外來威脅解決掉的風險下，這種風險雖然引發病人的焦慮，但最終目的是為了讓整個部族更能抵抗傳染病。你可以想像，疾病行為是物競天擇的結果，不只是為了病人自己的ＤＮＡ，也是為了讓部族的ＤＮＡ延續下去。也就是，物競天擇挑出的基因，促使受感染的個體為了共同利益而置自己於險境。十五世紀帕拉塞爾蘇斯在紐倫堡城外造訪的痲瘋病人聚落就是現代版，部落因高度的自保心理而隔離受感染的病患，以免整個部落都遭受傳染。

無論如何，薩瓦那大草原的故事告訴我們，在史前時代的某一個時間點，有些基因由於能升高人類感染時的發炎反應而被挑選出來，好讓先人，或者說遠古的部落，較有可能存活。挑出較多發炎基因也是合理的，因為這樣才可以加速和放大身體對感染的反擊力道。不過你應該也能想像，挑選出來的基因如果不只在感染發生時能做出積極的反應，還能預測感染，就更有利了。

要是巨噬細胞大軍能在第一批不友好的病菌入侵之前就已蓄勢待發，就更有機會在敵人增生和感染加劇之前，加以殲滅。我們可以想像在薩瓦那大草原上，因狩獵或打鬥所造成的創傷能夠預測感染的發生。就算是打仗時留下的一個小傷口也可能惡化成致命性感染，因此挑選出來的基因要是能偵測社會競爭或危險的處境，警示免疫系統做好準備，以防感染，也屬合理。所以古代的病人在還沒遭敵營部落打傷之前，在巨噬細胞首度見到細菌敵人之前，就已經發炎了。

這個跟演化有關的故事，可以幫助我們回答「為何引發」的問題。我們遺傳了強化先天發炎各個層面的基因，對實際或可能的感染做出反應，而憂鬱行為也是其一。在薩瓦那大草原上那一批擁有生存優勢、能對實際或可能感染做出反應的基因，一代一代遺傳下來，進到我們體內，反而成了不利的基因，讓我們在面臨社會衝突時變得容易發炎，也因為發炎而變得更憂鬱。

P太太可能遺傳了讓十萬年前的古代人產後繼續存活的基因，所以因關節炎而激增的細胞激素才會很容易影響到她，使她出現憂鬱症狀。心力交瘁的教師可能遺傳了幫助古人抵禦傷口感染的基因，從前讓人類在叢林戰浴血後存活，現在才會為了對付現代叢林的各種社會威脅而處在發炎的風險下。有人甚至可能好奇，二〇一八年對憂鬱症的污名化是不是類似從前部落文化的自我隔離？對患有憂鬱症的朋友，「不知道該說什麼」的這種感覺，是不是也是某種流傳下來的古代直覺，要我們別跟好像在發炎或會傳染的人近距離接觸？

薩瓦那大草原的故事令人神往，因為似乎可信，而且也吻合新達爾文理論，從受傷的狩獵採集者，到健保裡因壓力而患有憂鬱症的病人都能夠解釋。不過這只是眾多可信的演化基本原理之一，可用來解釋憂鬱症的價值，又或者只是某些科學家口中嗤之以鼻的「瞎編內容」。不管怎樣，我們都必須測試薩瓦那大草原的說法，以證明這不只是故事。

我們無法以實驗重現，從五億年前線蟲誕生開始，人類在無菌環境裡的演化過程，無法透過那樣來證明「現在我們身上造成發炎性憂鬱症的基因，若在古代不曾暴露在感染底下，就不會是物競天擇的結果」。但這不表示，薩瓦那大草原的故事完全不能透過科學方法來驗證。如果薩瓦那大草原的生存故事是真的，那麼至少那些會增加憂鬱症風險的其中一些基因應該也控管了免疫系統。這正是我們可以在真實世界裡實驗的地方。

我們知道憂鬱症會遺傳，它會一代傳一代，所以如果父母有憂鬱症，那麼你得到憂鬱症的風險大概高了三倍；要是你有一個或多個手足有憂鬱症，風險增加兩倍左右。但是憂鬱症並不像其他精神疾病，譬如思覺失調症或雙極性情感疾患，有那麼強大的遺傳性，所以憂鬱症遺傳的基因比思覺失調症或阿茲海默症的基因更難辨識，這可能是原因之一。不過，也有可能是因為，憂鬱症和其它許多常見的遺傳性疾病一樣，不是由一兩個會影響大腦或心理表徵的基因左右，而是由許多基因共同影響，每一個基因增加一點憂鬱症的風險。要在一個中度遺傳性的疾病裡找出許多有微弱影響力的基因，就表示我們要測試整個基因圖譜裡的兩萬種基因才行，而不是只測試少數幾個基因。這也表示我們要有夠多的病人資料。這是個數學問題，而精神病基因學到最近才收集到足夠多跟憂鬱症有關的數據。

幾個比較早的大型研究試圖在基因圖譜裡找尋會增加憂鬱症風險的基因，但一無所獲。它們什麼也沒找到，憂鬱症患者和健康人士的ＤＮＡ沒有顯著不同。不過，雖然這些研究在當時看似規模頗大，內含成千上萬個病人數據，但原來研究結果一無所獲的原因是規模還不夠大。直到最近，一個跨國研究團隊在網路上發表了最新的研究，他們分析了十三萬個憂鬱症個案和三十三萬個健康對照組的DNA，結果發現有四十四個基因跟憂鬱症有重要關連。[79]終於，我們在二〇一八年首度有機會接近憂鬱症的基因源頭。

是哪些基因呢？它們負責些什麼事呢？其中，有許多基因和神經系統相關。對於我們這些認定「情緒狀態由大腦生成」的人來說，這個發現並不意外。較令人詫異的是，其中也有很多對免疫系統相當重要的基因。比如，被認為和憂鬱症最有關聯的基因叫 olfactomedin 4。這個基因還沒出現在憂鬱症風險清單上之前，是以控制腸道面對危險細菌時的發炎反應而聞名。[80]若遺傳到變異的 olfactomedin 4，胃壁會比較容易因細菌感染而發炎。因此，對抵抗胃潰瘍來說，有較高的生存優勢，只是也比較可能得到憂鬱症。這是一個全新的發現，雖然仍有待科學進一步釐清細節，但大量數據的結果已不容質疑，薩瓦那大草原上的生存故事似乎不是那麼毫無根據。

＊＊＊

懷疑主義是笛卡兒信條的第一個科學法則，它教會我們坦蕩研究、清楚思考。在一般醫學和精神醫學的歷史中，充斥著一些已經不可信的療法，它們之所以能消遙好一陣子，純粹是因為當時專業懷疑不足。不過，對於發炎和憂鬱症之間的關聯，我們還需要懷疑什麼嗎？

現在已經很清楚，這兩者之間有關聯，而且是因果關係。我們可以畫出一條路徑，說明身體的發炎會貫穿血腦屏障，直抵發炎的腦細胞和大腦網絡，最後引發憂鬱症，造成情緒和行為上的改變。我們都知道身體的發炎可能來自社會壓力，這是眾所皆知的憂鬱症風險。我們可以想像，對我們的先人來說，壓力、發炎和憂鬱症三者幫助他們抵禦感染。而且最近才剛有證據顯示，控制發炎反應的基因（而且想必也是因為能控制發炎反應，才在薩瓦那大草原那時候雀屏中選）也是現代世界裡憂鬱症的風險基因。

當然如果你不想就此論斷，也是可以，你的理由可能是數據還不夠令人信服，仍有很多細節尚待釐清，還需要另一個實驗來佐證，等等。但是，我身上的精神科醫師魂想說：你確定你自認明智的保留態度，不是笛卡兒盲點中某種下意識的防禦心理嗎？那位偉人的名言稍改一下，「我免疫，故我在」，這想法比較先進吧。

第七章　所以呢？

醫學的改變很慢。這是一個設有重重規範且相對保守的專業領域，並且有非常充分的理由如此行事。儘管如此，這可能令人沮喪。已經有很多人在現實生活裡體驗發炎和憂鬱症之間的關聯。骨折後變得重度憂鬱，或者心情隨著腸炎的加劇或緩解而上下擺盪，這些情況都絕非罕見。與憂鬱症有類似症狀的慢性疲勞症候群，往往是在傳染性單核白血球增多症（常出現在青少年身上的淋巴球病毒感染）之後登場。更年期的中年婦女有很高比例會得憂鬱症，因此投以抗憂鬱劑，而這症狀也跟周邊發炎的加劇有關。[81]不只生理因素會影響情緒狀態和免疫系統，像是困境或衝突這類社會因素也會造成發炎，而這或許有助於解釋，何以成年期或童年期的壓力會一再引發憂鬱症。

但在這樣的理論基礎上，現代的科學性醫學究竟可以提供什麼樣的務實建言呢？

有什麼先進的醫療服務可用來治療發炎的心智呢？對於現下這些期待，就中程而言，我們可以保持樂觀，但也必須知道，在我寫這本書的時候（二〇一八年），發炎性憂鬱症的治療選項仍屬有限。

很多病人使用的醫療服務，仍然是笛卡兒的二分世界，身體與心理分開治療。一般醫師強調眼見為憑，喜歡看X光片；精神科醫師則習慣把聽診器留在家裡。對發炎性憂鬱症患者（或者是失智或精神病）來說，至少在二〇一八年的英國國民保健署，他們很難找到一處可以同時臨床診治生理和心理的地方。最近聽說政府高層和其他重要機關正在討論給予生理和心理健康兩者「同等的尊重」。相信在保健署心理衛生單位工作的人都樂見這不只是口號而已，但目前為止，仍無任何跡象顯示有為病人提供不偏不倚的身心整合醫療服務。

可以說，醫學界對於身心整合醫療的認知一直過慢。原因不全在於醫師或科學家的能力不足、打馬虎眼或冷漠以對，而是因為這些訓練有素的專業人士都有笛卡兒盲點。而它就像所有盲點一樣，會讓我們看不到一些事情（也就是所謂的視而不見），也讓我們看不見自己的盲點。

神經免疫學已經給了我們全新的視角來探索免疫系統如何連結生理和心理，以及原因何在。但那又如何？我們究竟該怎麼利用這門全新的知識來實際改善憂鬱症患者的處境？

從免疫的視角來看憂鬱症，或許可以帶來幾個可能的新療法。研發消炎藥和抗生素來做為下一代的抗憂鬱劑，顯然是其中一個辦法。此外，免疫思維也會對其他腦部病變或精神疾病（阿茲海默症和思覺失調症）的新藥物研發有愈來愈多的影響。不過辨識出免疫系統中介了身體、大腦和心理三者之間的因果關係，不僅指向新的藥物療法，影響的不只生技公司和藥廠。有很多憂鬱症患者不喜歡服藥，也有很多心理治療從業人員不喜歡開藥給病人吃，所以神經免疫學等於預告了，其它療法的研發和優化可能更合這些人的胃口。別忘了，我們現在知道迷走神經如何控制發炎，所以也許我們可以利用神經刺激裝置來治療發炎性憂鬱症。還有別忘了，壓力對發炎和憂鬱症也不容小覷，所以也許，我們可以藉助發炎性生理回饋來監控心理和社會干預的成效。

對於這些發展（圖十二），我都無比樂觀。只不過目前為止，這些願景都還沒有發生。而且在實際造福臨床的憂鬱症患者之前，我們誰也無法打包票。

醫學上的「種族隔離」

近來，專科醫療服務照例遵循笛卡兒的二分法，將人二分成生理和心理。病人不是看只會治身體毛病的醫師，就是看只負責心理層面的精神科醫師或心理師。一般醫師和精神科醫師在各自的領域接受不同的訓練，跨界對談不受到鼓勵。世人期盼醫師深入鑽研身體毛病的生理機制，有權對精神疾病視而不見。精神科醫師則被期盼能深入了解精神疾病的心理成因，但無法勝任生理疾病的診治。我這說法是有點誇張，但我在一九八九年的時候，約有半年時間同時看見二分法下的這兩個領域。我的一般醫師訓練結束後，正要開始精神科醫師的訓練，過程中我得知，身為一般醫師，對於P太太這樣的精神疾病症狀不做任何處置專業上是沒問題的，而身為精神科醫師，若是

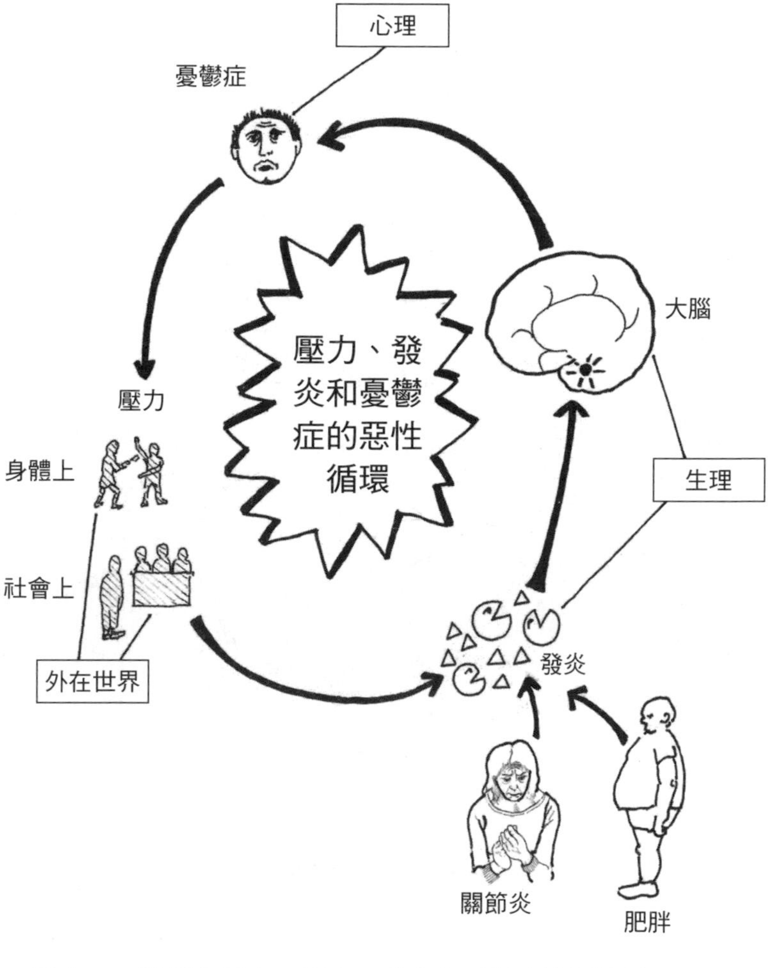

圖十二：藝術家眼中，壓力、發炎和憂鬱症的惡性循環，以及打破循環的方法

發炎可以改變大腦的運作方式，造成情緒的改變和憂鬱症，進而增加社會壓力的風險，引發體內的發炎。但有幾個方法或許可以打破這樣的惡性循環。在二元論的世界裡，憂鬱症是心理問題，治療上也是以心理為主。但自從一九五〇年代起，我們已經開始使用會對大腦發揮作用的藥物來治療憂鬱症。冥想或正念訓練也被認為可以緩解或控制壓力。可是像貧窮或虐待這類社會壓力的主要原因都不是那麼容易解決。

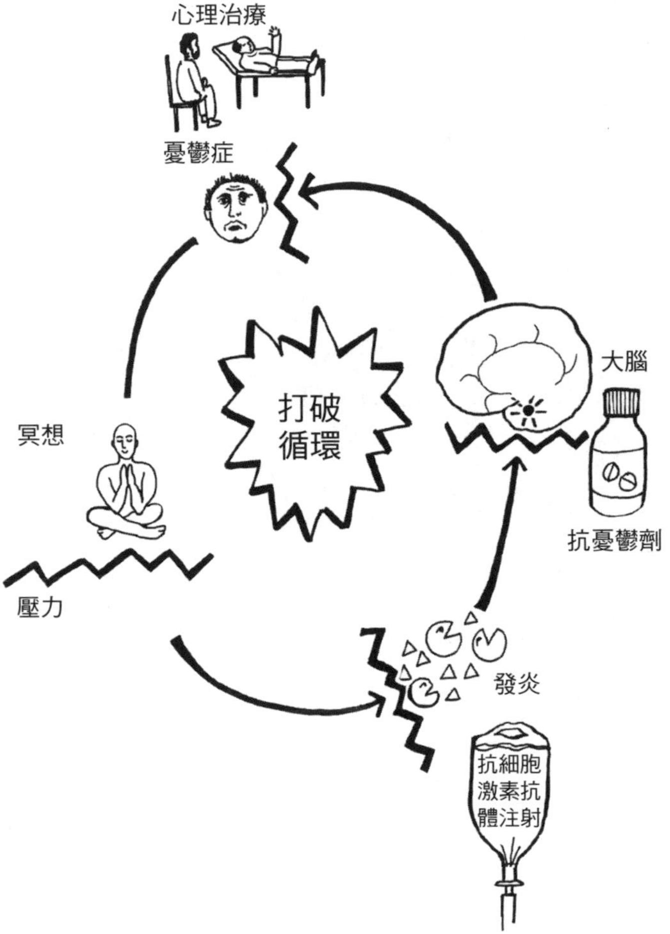

新的治療觀念是，我們可以試著打破這個惡性循環。由於這個惡性循環會行經身體，所以我們可以瞄準憂鬱症和社交壓力之間，以及憂鬱症和關節炎或肥胖等生理疾病之間的發炎連結。這表示我們可以重新調整藥物的用途，比方說抗細胞激素抗體的注射，它們本來是用來治療發炎所造成的生理病徵或症狀，從來沒拿來治療過發炎的心智。

對生理疾病的症狀做任何處置，則會在專業上受到質疑。

我剛當上精神科醫師的頭幾個月，工作時總是隨身攜帶聽診器，卻立刻被人當成怪胎。但我常不禁注意到，病房裡有許多所謂的精神病患，其實都有一些未被診斷出來或未曾接受治療的身體毛病。我記得我看過一位男子，他被診斷為恐慌症和酒精依賴。翻閱他的病歷時，我發現，我的新同事推論他的脈博加速和過度換氣這類恐慌症狀是焦慮的心理造成，他自以為可以藉著喝酒來降低焦慮，控制恐慌症的發作。他的症狀全屬心理層面。可是我用聽診器聽他的心肺，卻覺得好像不是這麼一回事。酗酒造成他的心肌無力，套句一般醫師的術語，這是酒精性心肌病變的個案。心臟功能衰竭引發他的身體不斷製造腎上腺素，導致恐慌和焦慮。這並不全是心理問題，而是生理疾病所呈現出來的精神症狀。

在處理過兩三個病例之後，我的頂頭上司找我私下聊了一下。她說我幫這些病人找到療法固然是件好事，但是這對想成為精神科醫師的我來說，代表的究竟是什麼心態呢？對於自己已經在一條不同的跑道上，漸漸遠離生理世界，從今以後更深入心理，我到底接受了沒？她認為我隨身攜帶聽診器，是因為我把它視為某種慰藉，這代表我對於改當一名無足輕重的精神科醫師，不再和身穿白袍、較具威信的醫師同夥，有某種程度的焦慮。「我想你需要切斷臍帶。」她微笑地對我說，意思是如果我想重生成為精神科醫師，就必須放棄臨床的醫療行為。我不認為自己無法接受這個轉變，不過話說回來，如果是你，你也不會承認，不是嗎？我當下明白，要是我馬上說自己沒有不能接受，她就會從佛洛依德的角度來詮釋，說我是下意識防禦機制的欲力作用，證明她的揣測沒錯。我到現在還是把聽診器放在辦公室裡的書架上，不過已經有二十五年沒用了。

我知道這只是另一則趣聞，但我不認為我的經驗（身為醫學院學生、年輕醫師、年輕精神科醫師）跟別人有什麼不同。雖然我知道這些經驗都很微不足道，但卻是人類狀態遭笛卡兒切成兩塊質地不同的領域，硬生生將生理和心理隔開之後，所反映出來的典型例子。在我看來，醫學上的「種族隔離」愈嚴重，對病人就愈不利。

我們已經看到「種族隔離」對P太太這種病人來說有多不利。她因為患有「共病」憂鬱症而被困在一個無人之地。一般醫師不認為這是他們該解決的問題，而精神科醫師也無法稱這個案例為鬱症。她的疲累、悲觀和腦霧無法受到任何一方承認或治療。實際上，P太太就是孤零零地，要獨自「克服」或「熬過」或「學會不那麼擔心」類風濕性疾病所引發的嚴重心理症狀。污名和羞辱的文化會使她不敢抱怨這種藥不起作用，她還是覺得自己糟透了。要是P太太是一個聽話的病人（她也的確很聽話），她會接受現況，重新調整心態，想辦法往前看。自一九八九年起，英國門診對心理狀態的認識已有所改善，但還是沒有例行評估重大發炎性疾病患者的憂鬱、疲累和認知功能部分。很有可能有很多重大發炎性疾病患者的心理症狀受到忽略，未能獲得適當的治療。直至今日，我也一點都不訝異還會有其他P太太存在，她們一樣也遭到笛卡兒派的醫師漠視。

我認為，醫學上的「種族隔離」同樣不利於精神病患。在衛生健康統計裡，最令我咋舌的其中一項數據是，重度精神病患的平均壽命比預期壽命少了至少十年。[82]如果你罹患長期失能的精神疾病，譬如鬱症、雙極性情感疾患或思覺失調症，你較有可能在年輕時就過世，就算你是住在二〇一八年的富裕城市，像倫敦。換言之，慢性思覺失調症對壽命的影響，或者說致命性，差不多跟癌症一樣：兩者都會減少十到十五年的壽命。

通常當我和別人分享這個統計數字時，他們都說：「沒錯，但應該是自殺的關係吧。」重度精神病患的平均壽命之所以減少，一定是因為他們精神錯亂到連理智都喪失，於是自我了結，而且是在年紀很輕的時候就結束自己的生命。可是這種笛卡兒式的說法並不正確，因為就算把所有自殺的個案去掉，重度精神病患的壽命還是少了十年。[83]這些所謂的精神病患，都是因為生理上的疾病，譬如糖尿病、心臟病和肺部疾病等，才會年紀輕輕就死亡。這可能是因為在「種族隔離」的醫療系統裡，思覺失調症和雙極性情感疾患都被當成心理方面的疾病在治療，所以有很多精神病患的生理疾病遭輕忽，未獲得適當的治療。罹患嚴重精神疾病的人往往有自我照護的困難，也不知道如何利用適當的醫療、教育和社會服務。有些常用來緩解精神症狀的藥物也會造成體重上升和糖尿病。有非常多的因素牽扯其中，但最基本的事實是，不能因為有幾個年輕的鬱症、雙極性情感疾患或思覺失調症患者自殺的個案，便將重度精神疾病跟癌症一樣致命的數據當作異常。很多不同年齡的重度精神疾病患者都有嚴重的生理疾病。面對拆分成心理和生理兩塊部分的醫療保健服務，他們痊癒的前景十分黯淡。

已經有了改變嗎？

假設你有熟人得憂鬱症，可能是你朋友或家人，而你正在讀這本書，你想知道精神免疫學這門新科學可以幫助他多少。如果是他的免疫系統出問題，那麼現在有什麼不一樣的做法可以幫忙他擺脫憂鬱症？

他要是在二〇一八年去找他的家庭醫師，向他請教自己的憂鬱症跟發炎有沒有關係，會發生什麼事呢？醫師能做什麼呢？有辦法評估他的憂鬱症是不是真的跟發炎有關嗎？如果真的有關，他會怎麼處置呢？就算這位醫師很棒，思想開放，知識淵博，而且手邊還有很多時間，恐怕最可能的看診結果會不如你的預期。

這位醫師會拿坐在面前的病人怎麼辦呢？他也許會問他很多問題，想了解他是不是有其他疾病，譬如像P太太的類風濕性關節炎，因為這種病大家都知道會嚴重發炎。但要是這些問題的答案都是否定的（他沒有任何已知的發炎性疾病），這也並不表示他沒有任何足以引發憂鬱症的發炎。有可能他有什麼自己不知道的發炎性疾病，只是還沒被診斷出來。又或者他只是中度發炎，原因是他體重過重，或因為得照顧患有阿茲海默症的妻子而壓力過大，或他小時候曾受虐，或是因為他年紀大，又或者是綜合以上和其他可能造成發炎的常見因素。

他的醫師這時可能嘆了口氣，要知道更多只能做血液檢查了。但在一般醫療中，哪些跟發炎有關的血液檢查是負擔得起，而且醫院又有提供的呢？以二〇一八年的英國為例，選項有限。他的醫師恐怕只能幫他做全血細胞計數的檢測，檢查血液循環系統裡的巨噬細胞、淋巴球和其他白血球的數量，以及C反應蛋白在血液裡的濃度。

假設這位醫師做了C反應蛋白的血液檢查，結果是 4.8mg/L。這表示什麼？表示數值沒有特別高，所以不能證明他有什麼未被診斷出來的重大生理疾病，這是個好消息，但這個數值已經超出正常範圍。多數醫師都認為，C反應蛋白應該低於 3mg/L 才算正常。4.8mg/L 已足以證明當事者體內有輕度或中度的發炎現象。你的朋友或家人這時更有理由相信自己的憂鬱症是跟體內的發炎有關，可是他或他的醫師可以做些什麼不一樣的事呢？

有一個明顯的點子可以用，就是試著服用已經在市面上普及的消炎藥，譬如阿斯匹靈。要是他的憂鬱症是發炎引起，那麼服用消炎藥理論上應該是合理的。不過臨床上他的醫師可能不會真的這樣建議，因為有兩個正當理由，讓現在的醫界不願意開立消炎處方藥給發炎性憂鬱症患者。第一，沒有扎實的證據顯示，阿斯匹靈或其他任何醫藥用途的消炎藥具有抗憂鬱的效果，需要有臨床試驗來提供這方面的證據，但目前就是還沒有這樣的試驗。不過有強烈的間接證據顯示，為了緩解疼痛或其他發炎症狀而開立的消炎藥，有些（尤其是美諾四環素〔minocycline〕和雙氯芬酸〔diclofenac〕）也同時發揮了抗憂鬱的作用，[77]只是尚未有任何消炎藥被正式核准拿來治療憂鬱症。再者，就算你朋友看的醫師在沒有任何明確證據證明這種藥管用的情況下，曾想過要開消炎藥來治療沒有列在藥品仿單上的憂鬱症，也會礙於安全上的風險而卻步。因為以阿斯匹靈來說，它通常會造成胃炎、潰瘍或出血。奉行希波克拉底誓詞的醫師，絕不能去傷害自己的病患，所以肯定不會在缺乏證據的情況下，開立任何具有風險的藥物，因為這些風險可能大於好處。

所以在二〇一八年，一個謹慎行事的醫師可能會勸你朋友捨棄現有的消炎藥，轉而要他嘗試去解決造成發炎的根本成因。造成輕微發炎的可能原因有一長串，包括我曾提過的肥胖、年齡、社會壓力、季節循環，以及一些我還沒提到的原因。

牙周炎，顧名思義就是牙齒周邊在發炎，如果我有發炎又有憂鬱症，那麼在我的元凶清單裡，排名第一的會是它。這是輕微的慢性感染，很容易被忽略，因為多數醫師都不會想到它，認為這是牙醫的工作。可是多數牙醫在本業裡不會去考慮牙齦發炎跟憂鬱症之間的關係。你的朋友有口臭嗎？那就可能是這個問題。

像腸躁症或時好時壞的結腸炎等腸胃問題，也都有嫌疑。腸道裡充斥著細菌抗原，其中有些具有毒性。腸壁總長八公尺，約是我們平均身高的四到五倍。這條很長的前線戰場，就介於自體與可能具有敵意的非自體細胞之間，巨噬細胞在前線四周的瞭望台上集結。入侵腸道的細菌和負責防禦的巨噬細胞不時發生衝突，後者釋出細胞激素到血液循環系統裡，造成C反應蛋白上升。腸漏症（leaky gut syndrome）會出現劇烈發炎，就是腸道菌群（microbiome，又稱微生物組）的毒素與強烈的免疫反應所造成。一個人要是小時候困頓或受虐過，我們可以假設此人的巨噬細胞很早就暴露在嚴重的社會壓力下，從此便一直處於黃色警戒狀態，多年後，在碰到微生物組裡的壞腸道菌時，可能比較容易出現發炎或憂鬱反應。這種關係其實錯綜複雜，除了有許多個別因素會各自引發輕微的發炎之外，彼此也會相互作用，合成發炎反應。

如果你朋友看的醫師可以幫忙他找到輕微發炎的原因，他就可以自己試著解決問題。若是因為肥胖，他可以減肥，這會降低他的細胞激素指數。或者他可以找個新的牙醫或改變飲食習慣。有很多實際做法都會有抗發炎的效果，譬如運動、睡眠充足、不要飲酒過量。但說到生活習慣的管理，這就是老生常談了，這些耳熟能詳的建議雖然不錯，但往往很難遵循。而且，有些發炎的原因不太有辦法靠自己解決：比方說他正在照顧一個很親的人，因此承受很大的壓力，但是他要怎麼逃離這壓力，又不會覺得自己對不起這個人？或者他要做什麼才能改變小時候發生在他身上的事？又或者他怎麼知道自己變老時，身體會出現什麼變化？

簡而言之，你的朋友能怎麼辦呢？這就是為什麼他的醫師可能嘆氣的原因。他已經能預見這些結果。為了找出憂鬱症的可能原因，這些從免疫角度所做的探究沒有一個可以對他的療法有立即的影響。已有些證據顯示，傳統的抗憂鬱劑療法對發炎的病人效果並不好，譬如 SSRI。所以既然知道他的C反應蛋白是 4.8mg/L，超過正常標準，這位醫師就可能會考慮是否還要再開立 SSRI，因為病人已經試過一種 SSRI，但療效不是很好。從你朋友的角度來看，這在治療上不算什麼令人興奮的進展，醫師只是排除了一個治療選項。不過就概念而言，至少現在臨床上會利用C反應蛋白這樣的生物標記（事實上任何生物標記都行）來預測抗憂鬱劑療法的成效如何，也算是一種進步。不過這也不是多亮眼的成績，因為事實就是，沒有任何抗憂鬱劑療法可用來降低發炎，到現在都還是一樣。雖然關於免疫系統和神經系統之間如何相互作用，在科學理論上已經有不少進展，但這門新知仍不足以改變憂鬱症的真實生活經驗。真正能推動醫療變革的只有新療法。

市場失靈

自從百憂解在一九八九年推出之後，這幾十年來，製藥和生技產業已經投資數十億美元研究憂鬱症的新療法。可是科學上、治療上、商業上的投資報酬率，說得委婉點，都令人洩氣，幾乎沒有任何一項投資成果是管用的。他們探究了許多看似有望的線索，執行了數以百次的臨床試驗，但從意外發現 iproniazid 開始，隨著 SSRI 的降臨來到了頂點，抗憂鬱劑的研究就再也沒有第二波的新發現了。

理性行事的各家企業自然因此卻步，不想再砸錢到水裡。憂鬱症和其他精神疾病的研發費減少，很多專案計畫猝然中止，科學家不是失業就是被重新分派到其它治療領域。和三十年前相比，如今還在研發中的憂鬱症新藥少了許多。巨額投資或許並未在過去成功找到新的抗憂鬱劑，但要相信投資減少未來會更成功，恐怕需要要超凡的樂觀吧。在條件不變的情況下，投資金額變少，找到新療法的可能機率就變低，但現在憂鬱症已屢屢是適齡工作人口失能的最大單一成因。未獲滿足的臨床需求幾乎高到不能再高，但在這方面的公共和私人投資金額卻是不成比例得低。照理說，在一個完美的市場經濟裡，不該發生這種事。市場的需求高，理當會刺激較高的投資金額來供應新產品，滿足需求，縮短市場裡的供需差距，所以理論上，應該有大量資金和人才投入憂鬱症的研究才對。但事實上，卻乏人問津。經濟學家可能會對它做出市場失靈的診斷，產業界人士的說法通常則是「舊的商業模式已經被打破了」。

我曾在二〇一〇年的時候近距離目睹這個現象的片段。當時我在葛蘭素史克藥廠（GSK）兼職了五年左右。某個星期一早上，我參加了一場臨時召開的電話會議，會中聽到消息說，GSK要關掉它在義大利和英格蘭的精神醫學研究中心，而且立即生效。有超過五百名員工遭裁員，所有正在進行的專案計畫不是中止，就是轉到小一點的公司，義大利的研究中心將被出售，公司策略性地全面退出精神疾病研究。不過GSK不是唯一一家有此舉動的大藥廠。幾個星期後，阿斯特捷利康藥廠（AstraZeneca）也宣布大幅裁撤精神保健方面的研發預算。要理解這些決策的財務邏輯，或者弄懂這個商業模式為什麼會被打破，其實不難。[84]難的反而是下一步該怎麼做（包括過去和現在）。

在抗憂鬱藥物的研發上，那個被打破的商業模式是一個已成慣性的作業模式。一九九○年到二○一○年間，由於百憂解率先闖出一條路，整個產業界跟風。研發都從大腦的藥物標靶開始，通常是血清素、正腎上腺素、多巴胺或相關分子。然後實驗室裡的機械手臂篩選試管裡數千種候選藥物的生化效力，看它們能否結合標靶，改變其作用方式。一旦有少數幾種候選藥物的表現優於其它，便在動物身上實驗，研究藥物的安全性，並希望能或多或少趕快看見藥效。

如果倒吊一隻老鼠，讓牠頭下腳上地懸吊在半空中，牠會掙扎著想要脫身或重新擺正自己，但過了一會兒，就會停止掙扎，靜靜地吊在那裡。這個過程就是所謂的「尾部懸吊試驗」，儘管這種試驗無論是以前還是現在都有明顯的侷限，但仍廣泛運用了數十年，被形容是憂鬱症的動物模式。採用這個試驗的主要理由是，在第一批的抗憂鬱藥物裡，有一些藥具有鎮定的副作用，讓試驗裡的老鼠不那麼掙扎，因此大家認為任何新推出的抗憂鬱劑理當也要有類似效果。只是不管是倒吊前或倒吊後，從來沒有任何令人信服的證據可以證明老鼠是憂鬱的。所以這個產業並不是利用老鼠找出新的抗憂鬱劑，而是利用老鼠來找到副作用跟舊的抗憂鬱劑差不多的新藥。就算你不是笛卡兒的信徒，至此也應該看得出來，一隻被倒吊的老鼠不太能算是人類憂鬱症的動物模式。

候選藥物通過臨床前的化學篩選過程和動物試驗後，前景大好，接著會被拿來在人類身上進行試驗。第一階段的試驗以健康的自願者為對象，確認這種藥物的安全性，同時從中找出最大容忍劑量。然後才會進入關鍵的第二階段：在憂鬱症患者身上展開第一次的藥物臨床試驗。但第二階段的試驗就像動物試驗的程序一樣，是照著傳統的辦法，在設計上都很制式。他們會找來數百名鬱症患者，隨機分配，通常是五五平分，一半的人接受安慰劑治療，另一半的人接受新藥治療，時間兩到三個月。並在治療一開始和結束時讓病人接受精神科醫師的評估，或者填寫一份跟他們憂鬱症狀有關的問卷。要是接受新藥治療的病人回報症狀改善的程度，大過於接受安慰劑治療的病人，就表示這個試驗是成功的，便可以進展到第三和最後的臨床試驗階段。第三階段基本上跟第二階段的實驗計畫一樣，只是規模更大，研究樣本通常多達數千名患者，而不是數百名。要是藥效在與安慰劑對照組的統計數據有明顯差距，這個結果就會被向上呈報，請求政府機關核發市場執照。

而投資金額的增加幅度，大概是從第一階段一百萬美元的研究費用，增加到第二階段的一千萬美元，然後是第三階段的一億美元。所以在二〇一〇年把一個分子一路送上精神疾病藥物市場的總計成本，預估是八億五千萬美元。只是多數藥物都在半途夭折，成功機率不到百分之十，而少數一路過關斬將、成功上市的藥物，若想回收研發成本，以及所有試驗失敗的候選藥物血本無歸的成本，就得賺進大筆的鈔票才行。唯一的完美結局是新藥物一上市就賣座，一年能賺進好幾十億美元，並被當成處方藥廣泛開給每一個憂鬱症患者。

如今回頭審視，也難怪這種商業模式最後會被打破。其實更不尋常的是，曾經有那麼一段時間人們一直採用。這個模式在科學上根本不合理。藥廠在選擇標靶或動物試驗時，通常優先考慮產品線的延展，或者眾多「我也是」的藥物（和成功上市的藥物有極為類似的功效）。說得白一點，這個產業老是埋首在血清素、多巴胺和相關的標靶上，而不是積極探索別的標靶，找到更創新的藥物。而且在臨床試驗和行銷上，一般也都採「全包式」：一種可以用在所有憂鬱症患者身上的抗憂鬱劑。他們不會花心力去研究某藥物的物理因子為什麼會對憂鬱症的精神狀態產生影響。老派的臨床試驗並不會檢測生物標記、測定ＤＮＡ序列，或查看大腦掃描的結果。不過說句公道話，這些生物醫學技術在一九九〇年代和二〇〇〇年代初期也並非到處都有。可能對當時藥物研發有幫助的方法，譬如可得知血清素濃度的大腦掃描，到今天我們還是辦不到。只是我們對於藥物的作用方式，或者它們對哪一類病人可能發揮最好的療效，這部分的知識始終付之闕如，而產業裡的試驗也未能提供生理數據來補充這方面的不足，於是我在莫斯里醫院執業時，發現自己就像是莫里哀劇裡的騙子醫師。

在笛卡兒的世界裡，就算有一種抗憂鬱劑有違哲理或看似矛盾，也不會對這種靠著賣座商品的生意模式造成什麼太大的麻煩。因為如果有個研發計畫可以從尾部懸吊試驗直接跳到第三階段得到好的結果，那麼這個莫名的成功就能合理化一切。不然你還想怎樣？可是，一旦市場先被這種中樂透彩一般的贏家擠滿，一旦成功上市對那些快速追隨者（fast follower）而言愈來愈遙不可及，那麼這個模式本身就會暴露出問題。它無法解釋自己的失敗，也無法預測自己的成功。它在科學上是枯竭的，會遭到淘汰。這不算是市場失靈，而是已經喪失動力和被市場力量打垮的商業模式必然的命運。同樣情形也發生在大約一百五十年前，那時利用藥草來治療失衡體液的這門生意也一度欣欣向榮。

經濟學家喜歡說「創造性破壞」（creative destruction）：老舊的生意葬送在市場手裡，騰出空間讓新的、更好的生意茁壯成長。有時候，老舊的生意可能會被造反的新競爭者打亂，有些時候，老舊的生意在強悍的競爭對手崛起前，就因別的原因而先垮台了。當研發抗憂鬱劑的那個舊商業模式在二〇一〇年瓦解時，不是因為新的商業模式取而代之，純粹只是因為這個舊的商業模式無法再撐下去，它沒有足夠的投資報酬率，也沒有創新的療法讓龐大的研發成本得以名正言順。舊模式在新模式準備好之前就死了，而且沒有任何經濟法則說新的模式一定會在舊模式死後的六個月、六年或六十年內誕生。一家公司或一個部門需要多少時間才會再次投資一門剛崩解的生意，沒人說得準。經濟性的破壞也許是必要的，但不見得每次都可以有所創新。

那通電話會議後，過了幾個星期，我問我在GSK的老闆，這家公司以後會不會再投資憂鬱症和精神醫學領域。「我從來不把話說死，」他說道，語氣沉重到就像我們在談車諾比（Chernobyl）的核災悲劇一樣。「只是就算重新投資，也一定是投資完全不同的東西。我們不可能停工等一陣子，再回頭去做和以前一模一樣的事。所以別指望我再砸幾千萬，只為了重回老套的第二階段，這在短時間內是不可能的。所以你要能告訴我，下次會有什麼地方不一樣。」

除了一鳴驚人之外：市場不用比百憂解大，但要更有效

不要再談什麼萬靈丹了。我們必須把只有一種憂鬱症的這個觀念完全摒除，就像我們現在不再以為癌症是一隻多頭怪物，而是數千種不同疾病的總和。我們必須承認憂鬱症可能有很多不同成因，因此不會只有一個萬靈丹。怎麼會有任何單一療法、一種 SSRI 或一套認知行為療法，能打遍天下無敵手為所有病人提供最佳治療，完全不必理會憂鬱症的眾多潛在成因？

萬靈丹在科學上是不成立的。我們反而必須先想想如何找出憂鬱症的主要成因，如何幫一群患者辨別出他們憂鬱症的共同成因，然後哪一種特定療法可能會有效。從病人的角度來看，這個方法顯然比較好，因為這可以降低誤用療法的風險。當我們循著神經免疫學的路線尋找抗憂鬱劑時，我們所設計的療法就必須能瞄準在某類憂鬱症患者，而不是所有憂鬱症患者身上，造成憂鬱症的發炎機制。我們的希望是消炎藥能治療發炎性憂鬱症。還是會有其他病人的憂鬱症並非發炎引起，他們或許最能受惠於

市面上現有的抗憂鬱劑，或未來可能研發出來的非免疫療法。

百憂解和它的表親其實靠兩個途徑在市場上一鳴驚人：商業上的巨大成功，以及幾乎無所限制的使用許可。人們把它們當成萬靈丹使用，為憂鬱症（和其它精神疾病）提供全包式的療法。下一代的抗憂鬱劑可能會是比較客製化的產品，只為因特定原因罹患憂鬱症的病患提供服務。這種新抗憂鬱劑的研發和上市可能會結合所謂的伴隨式診斷（companion diagnostics），也就是這種新藥必須先確認使用者的生物標記，符合資格才能使用新藥。一個簡單的臨床程序，例如血液檢查，就可以檢測出哪種憂鬱症患者最可能受惠於這種新藥。但是這種產品會跟老牌的百憂解一樣賣座嗎？

誰知道呢？不過從商業的觀點來看，潛在市場的規模顯然是重要的考量。若某個藥物的抗憂鬱功效很好，但只作用在一定比例的憂鬱症患者身上，而且這些病患的憂鬱症都跟發炎有關，這個藥物的市場有多大呢？這就要看怎麼界定哪些病人算是發炎，哪些不是。此外，也要看是把憂鬱症當成精神疾病，也就是傳統精神科診斷鬱症的方式，還是也把像P太太這種有生理疾病的共病憂鬱症也算進去。為了讓你有個粗略的概念，我們可以先從二〇一二年約有三億五千萬人罹患鬱症開始說起，那是全球百分之七的人口。我們認為這些人當中有多少人可以透過血液檢查驗出發炎？如果我們使用C反應蛋白作為生物標記，把 3mg/L 視為發炎的臨界值，那麼我們或許可以預見約有三分之一的鬱症病患符合資格，可以使用新的消炎藥療法，等於有一億人以上。商業上，這世上有龐大憂鬱症患者人數的一個好處是，以生物標記提供客製化產品的市場會有足夠的大眾經濟規模。

發炎性憂鬱症的新藥研發是指，確認哪種血液檢查能決定憂鬱症患者是否適合這款藥物，然後臨床試驗此款新藥是否能讓有發炎標記的病患出現反應（或沒有反應）。新的抗憂鬱劑要達到核准上市所需的標準，需要投入很大量的時間和資金。我認為，在最理想的情況下，大概從現在算起五年左右，就可能會有新的消炎藥供P太太這種共病憂鬱症患者使用。至於鬱症的患者則可能需要等五到十年。這聽起來好像很久，不過從現實的產業角度來看，成功機率還是低於百分之五十。別忘了，多數藥物研發計畫都會失敗，尤其是抗憂鬱劑，畢竟臨床試驗回報正面成果的比例往往很低。如果現在去製藥和生技產業到處打聽一下，就會了解消炎藥可能只有百分之二十的機率可以一路殺出重圍，成為新一代的抗憂鬱劑。未來幾年，新的臨床試驗得到正面成果的機率可能可以大幅提升百分之二十。不過在精神醫學史上，曾有過多次空歡喜的經驗，因此縱然最近大家對抗憂鬱的免疫藥物抱持樂觀態度，但也可能最後一事無成。就像他們說的，在這整個過程中，還是存在著風險。除非出現令人信服的正面臨床試驗數據，但目前還未看到。

有幾十種針對其它疾病而研發出來或已核准上市的消炎藥，有用在治療發炎性憂鬱症的潛力，這一點對產業界有鼓勵的效果，促使他們可以往臨床試驗的方向前進。業界術語稱之為「老藥新用」（repurposing）。[85]原則上，這些藥可以拿來瞄準憂鬱症的各種免疫機制，藥廠不需要從頭做起，不需要從無到有研發新的抗發炎藥，不必從最初的生化篩檢研究，再進入動物模式試驗，然後升級到第一階段的安全性研究，因此這部分的相關成本都不會出現。老藥新用讓生技藥廠直接進到第二階段，所以若想知道一個已知能在人體免疫系統裡安全擊中標靶的藥物，是否也能對憂鬱症患者發揮作用，研發成本會便宜許多，也較省時，風險也較低。

儘管過去商業模式的崩解所釋放出來的輻射煙塵仍然籠罩著憂鬱症，大家對龐大的投資沒能回本也仍記憶猶新，但老藥新用可以協助這個產業回到原來的位置。幸運的話，也許能為數百種已存在市面上、傳統上卻不被認定對心理疾病有效的消炎藥找到新用途，形成一波創新。若是更幸運一點，這樣的結果也許很快就會出現，或許五到十年間，而不是從找新的標靶開始，得耗上二十年，比如說血清素在一九七〇年左右成為標靶，但百憂解一直要等到一九九〇年左右才問世。

此外，另一個令人振奮的消息是，有無數的生物標記都有機會檢測哪些病人比較可能對消炎藥物產生反應。我一直提到C反應蛋白，但這不表示只有它適合，或者它最適合被當作發炎性憂鬱症的生物標記。只是因為C反應蛋白在醫學上已經存在好一段時間，所以一九九〇年代時，很快地被首度拿來用在神經免疫學研究上。而且自那時起，就成了頭燈，點亮原來不清的前路。不過我覺得，還會有更理想的生物標記可供使用，能明顯分辨不同病患群的差異，或者能與新藥的作用機制更精準連結，比血液中的C反應蛋白或細胞激素濃度更具指標性。現代免疫學擁有眾多新穎的方法可以分析外圍免疫系統，其中有許多技術才剛開始研究憂鬱症。C反應蛋白已證實是第一個有助於檢測出憂鬱症的免疫生物標記，當然它絕對不會是最後一個，也不會是最適用於各種用途的那一個。

此外，從新的視角來重新審視以前的臨床試驗數據，也多少鼓舞了我們的士氣。過去十年來，抗TNF（tumour necrosis factor，腫瘤壞死因子的簡稱）抗體被率先拿來治療類風濕性關節炎，自此，有數十種抗細胞激素抗體也跟著被拿來試驗其對多種發炎性疾病的療效。誠如你所預見，截至目前為止，所有已經公布的抗細胞激素抗體試驗，都是根據同一套實驗計畫或法則進行，按照該藥物對病人身體健康狀況的作用程度來排出優劣順序。比方說，針對類風濕性關節炎所做的新抗體研究調查，大多以關節的腫脹程度為關鍵指標，衡量該藥物是否有效和該試驗是否成功。這些專注於生理病徵上的臨床評估，並沒有完全忽略精神健康狀況的部分，它通常也會列入評量，做為次要的評估指標，方法是透過問卷簡單地要求病人以一到四分的等級來作答：你覺得有多沮喪？你有多少活力？所以也許我們可以重新分析這些次要的評估指標，也就是這些精神健康狀況的分數，來做為主要的研究成果，當作這些研究是專為測試這種藥物對憂鬱症的作用反應而設計的。（而不是為了關節炎的腫脹關節而設計的。）這些經過重新分析的研究結果顯然很令人刮目相看。譬如，最近就有些研究重新分析數萬名不同疾病患者（包括類風濕性關節炎、牛皮癬和氣喘）[86-88]做過的數十種安慰劑對照試驗，重新分析他們精神健康狀況的數據，結果顯示，這些試驗的消炎藥大概都有平均〇・四的抗憂鬱劑效應值。這數值很高嗎？〇・四看起來也許不是什麼很厲害的數值，但別忘了 SSRI 的平均效應值在同樣的標準下也只有〇・二而已。所以乍看之下，新消炎藥對憂鬱症症狀的療效是現有抗憂鬱劑的兩倍。

不過這裡有個問題，而且是同樣的老問題，笛卡兒主義再度發威。因為目前為止所做的臨床試驗，對憂鬱症療效的評量都是在療程開始後兩到三個月才首度進行。但等到那時候，很多病人都已感覺到生理狀況明顯改善。關節炎病人會覺得關節比較沒那麼痛，X光片看起來也有改善。牛皮癬病人臉部和肘部的紅色發炎斑塊數量變少，面積也變小。因此任何笛卡兒主義的信徒都會很快地指出，如果你覺得自己得了不治之症，然後試了具有療效的新療法，你當然會變得沒那麼憂鬱，不是嗎？抗細胞激素療法裡的抗憂鬱效果雖然從表面上很明顯，但也在同樣的推理下被打了很大的折扣，而醫界之所以漠視發炎性疾病的精神症狀，就是這類推論助長的。

回到因果問題上。為了證明消炎藥可以直接改善精神狀況，而不是生理疾病獲得改善後的心理反應作用，我們勢必要先看見精神狀況的改善，然後才出現生理健康狀況的改善。大家未曾充分研究過的類克嗨就顯示，消炎藥可能快速出現抗憂鬱效果（很多病人表示，他們注射第一劑的抗ＴＮＦ抗體之後，心情立刻好很多）。SSRI 通常需要兩到六個星期才能發揮作用，所以如果能取得比 SSRI 藥效更快的抗憂鬱劑，對醫師和病人來說當然是好事。

目前為止，鮮少有安慰劑對照臨床試驗會在設計上刻意去測試消炎藥的抗憂鬱效果。只有一個研究對抗細胞激素抗體進行過試驗。[89]六十名對傳統的抗憂鬱劑反應不佳的難治型憂鬱症患者，被隨機分配接受抗ＴＮＦ抗體療法或安慰劑療法。經過八週之後，接受抗體療法的那組病人在憂鬱症狀的嚴重程度上獲得很大的改善，但接受安慰劑療法的病人也一樣有改善。平均而言，這兩組病人之間並沒有出現明顯的差異。從這個角度來看，試驗結果是失敗的。

不過當研究人員再深入探究數據時，卻發現每個病人對治療的反應方式都不盡相同。與C反應蛋白初始數值較低的病人相比，C反應蛋白數值較高的病人對該療法有較強烈的抗憂鬱反應。換言之，消炎藥不是萬靈丹：在有發炎的憂鬱症患者身上的療效，似乎好過於沒有發炎的憂鬱症患者。這樣來說，這個試驗是成功的。

它告訴我們，未來要測試治療憂鬱症的消炎藥前，必須先例行用炎性生物標記來找出最可能受惠於此療法的憂鬱症患者。儘管任何藥物研發計畫都存在風險，但我認為，不久的將來，這種新型的抗憂鬱劑試驗勢必會有可觀的投資。接下來這幾年就讓我們拭目以待，相信一定會很有趣。

但是發炎性憂鬱症的非藥物療法呢？除了藥物之外，還有其它方法可以打破壓力、發炎和憂鬱症的惡性循環嗎？

我們現在知道有所謂的發炎反射，迷走神經能控制脾臟裡巨噬細胞釋出的細胞激素。此外，我們也知道，如果將電子裝置植入體內，可以刺激迷走神經，大幅降低發炎程度，改善類風溼性關節炎的症狀。但很少有人知道，從二〇〇五年開始，迷走神經的刺激療法就已經被核准用來治療憂鬱症了。⑤

有很多憂鬱症患者會在沿著脖子往下走的迷走神經附近植入刺激性電極，皮下會有一個控制裝置供病人調整刺激的時機和時間長短。這療法之所以獲得核准，是因為它很安全而且有效。這方法似乎很管用，只不過大部分的研究並沒有安慰劑對照組，因此它的附加價值仍存疑。而且就算有效，我們也還不清楚整個作用機制。[90] 傳統的解釋是（雖然還沒有完全經過數據驗證），該裝置的電擊刺激會沿著迷走神經往上進到腦幹，在這裡啟動製造血清素和正腎上腺素的細胞，進而升高大腦其它部位的血清素訊號。換言之，迷走神經刺激的作用方式被認為很像是電子版的 SSRI。不過也許它其實更像是電子版的抗細胞激素抗體，它的抗憂鬱效果可能是電子刺激沿著迷走神經往下進到脾臟，而不是沿著迷走神經往上進入大腦，所以憂鬱症狀獲得改善的原因是體內的炎性細胞激素減少，而非大腦裡的血清素增加。我們現在還不知道原因是哪一個。

如果大家愈來愈清楚刺激迷走神經如何抑制發炎，然後改善憂鬱症，或許就能打開一扇大門，以血液裡的生物標記來看昂貴的刺激器植入手術最適合哪些病患。接下來，或許就能鼓勵大家進一步研發出更聰明、比較不侵入性的方法來植入刺激器，對迷走神經傳達電子刺激。生物電子科技（監測和刺激生理過程的電子裝置）的進展神速，但還未朝憂鬱症新療法的方向前進。不過我們可以想見它有一天可能改變方向，也許在未來十年左右，就能看到新一代生物電子裝置的出現，壓制那些會策動憂鬱症發作的發炎訊號。91

此外，我們從最近一些跟壓力性發炎有關的新發現中得知，像在大眾面前說話或受虐這類社會和心理衝擊，都會升高身體的發炎反應。因此，若有一系列的心理治療或冥想課程可以幫助病人加強壓力管理的技巧，或許也會有抑制發炎的效果。這方面

⑤此療法在台灣尚未獲得核准。

也的確有證據。正念訓練能幫助長者降低孤寂感，也能降低白血球的發炎基因表現。[92]最近，有學者綜合分析了針對多種身心療法（如冥想或太極拳）做的免疫研究結果，發現它們顯著降低了會讓巨噬細胞在感染時活化的基因表現。[93]看來腦袋確實能透過訓練來控制身體的發炎反應，這是一種心理治療要有效治療憂鬱症可以借助的機制。

神經免疫學可以如何改變憂鬱症的心理治療，目前還看不太出來，但畢竟冥想和其他壓力管理技巧已經適度發揮效果，並廣為運用。或許炎性生物標記有機會成為一種生理回饋，詳盡告訴我們冥想和壓力管理技巧如何逐步控制生理上的發炎。你大可稱它為「細胞激素導向心理治療」（cytokine-guided psychotherapy）。就我所知，這種治療方式還沒出現。不過在後笛卡兒世界裡，誰說心理治療的影響範圍就只能侷限在心理部分？又或者，為什麼不能試著評量冥想對巨噬細胞的影響呢？

阿茲海默症和微膠細胞的陰陽兩極

雖然「失智」（dementia）聽起來像是古老的字眼，就像憂鬱症或發炎一樣，但它其實是在十八世紀才被創造出來的，當時是把兩個拉丁字湊合在一起，意思是「心智的喪失」。到了十九世紀末，第一代的神經科學家才開始警覺，失智可能是腦部病變引起，而非*anno domini*，意思是「人間時光的流逝」。十九世紀晚期的科學家艾樂思．阿茲海默（Alois Alzheimer）在今天的知名度與佛洛依德不相上下，也比他同期的克雷普林來得有名，但他其實並非那個時代受人景仰的科學家。他之所以成名全拜一個病例之賜，一個叫做奧古斯特．迪特（Auguste Deter）的五十幾歲婦人，是他在法蘭克福附近精神病院裡的病人。這婦人雖然不老，卻快速失智。[94]她五十六歲死亡。阿茲海默安排將她的大腦送進他剛受邀在慕尼黑成立的解剖實驗室，隸屬於克雷普林新的大腦和精神健康學院（Institute for Brain and Mental Health）。阿茲海默看著顯微鏡底下的大腦切片，注意到神經細胞裡面和四周有不尋常的纖維和成團的染色物質，它們就是我們現在所稱的斑塊和糾結。阿茲海默對這現象的描述，清楚到我們可以確定這就是他所看見的東西，只是當時他的同儕並不驚豔。

據說，在一九〇七年的一場精神醫學會議上，阿茲海默首度提出自己的發現，可是在他之後是一篇大家引頸期待的論文，討論強迫性手淫的病例，因此阿茲海默面臨無人提問的窘境。我稍早說過，在公開場合被人問問題很有壓力，但對一個科學家來說，若是演說終了，卻沒半個人提問，也是件很丟臉的事，這表示你剛說的內容沒有引起任何人的興趣和質疑。迪特女士大腦裡的斑塊和糾結可能永遠沉入歷史，還好克雷普林有想到她，在他一九一〇年精神醫學課本第八版裡，把她的病例當成這個世上首例的阿茲海默症。

克雷普林認為，阿茲海默症是失智的一種罕見成因，發生在少數像迪特女士這類的年輕病人身上。但他認為阿茲海默症和較常見的老人失智無關，老人失智是因為大腦血液供應量降低。一九八〇年代我們在巴茲念醫學院時，有關失智部分，我們學到的也是這樣，我們當時還很小聲地戲稱它是「烤奶酥」（crumble）⑥。是到最近這二十五年，美國前任總統雷根（Ronald Reagan）於一九九四年被確診之後，「阿茲海默症」這名稱才開始廣為人知。如今我們已經明白在這個老化的社會裡，大部分的失智個案都是源於這個疾病，源於大腦裡出現斑塊和糾結的堆積。

阿茲海默對那些斑塊和糾結是什麼一無所知。他只把它們形容成「怪異的物質」。到後來才有人發現它們其實是蛋白質形成的，是異常難以溶解的異常大量蛋白質，被稱為 tau 蛋白和類澱粉蛋白。當我們年歲漸長，大腦多少都會有這類蛋白質堆積和異常折疊，形成斑塊和糾結，但是我們不會全都得到阿茲海默症。我們其實不知道為什麼斑塊和糾結會在某些人身上引發漸進式的失智，但在其他人身上不會。tau 蛋白和類澱粉蛋白是人體蛋白，但不是正常的人體蛋白。從免疫系統的角度，它們是抗原性、非自體、外來的蛋白質，因此誠如你所預測，會引發發炎反應。大腦裡的機器戰警微膠細胞會群聚在類澱粉蛋白斑塊的四周，進行攻擊、吞蝕，並且試圖消化那特別堅不可摧的蛋白質。你可以想像，因斑塊而啟動的微膠細胞所引發的附加傷害，

⑥這個字也有「衰退」的意思。

神經細胞被大腦發炎所產生的毒性效應損壞或殺死。事實上，微膠細胞的發炎反應才比較像是造成神經細胞死亡的元凶，才是造成記憶和其他認知功能喪失的最可能原因，而不是斑塊和糾結這些最初始的問題。

阿茲海默筆下的「怪異物質」所造成的免疫反應，對失智的影響程度如果不亞於那些斑塊和糾結本身，那麼消炎應該也能有效減緩或預防阿茲海默症的惡化。有證據足以證明這個說法，只是到目前為止也僅止於這些證據而已。

譬如像P太太這種，必須定期服用消炎藥來控制關節炎或體內其他免疫疾病的病人，得到阿茲海默症的風險就大幅降低。[96]反過來說，若體內有未治療的感染或發炎，阿茲海默症的風險則會提高，加速失智的惡化。[58]假設巨噬細胞為了對付牙周炎這樣的慢性感染，而向血液循環系統釋出炎性細胞激素，炎性細胞激素再穿過血腦屏障，活化微膠細胞，讓後者變得更可能攻擊類澱粉蛋白斑塊，就會提高間接傷害神經細胞的機率。這也是為什麼我會繼續去看牙醫的原因，就算那會害我短期憂鬱。我想如果有任何方法可以讓我的牙齦和牙齒消炎，長期來說，都將有利於我那持續老化的大腦。

但是針對阿茲海默症開發的消炎藥，目前臨床試驗還未產生任何明顯的優勝者。跟以前失敗的試驗一樣，各方對於原因何在仍有一些歧見。所有接受試驗的藥物在劑量上也不見得都夠高，又或者不見得都能穿過大腦的血腦屏障。更有甚者，有些科學家還提出了重要的反論，強調不是所有的微膠細胞活化作用都是不好的。畢竟微膠細胞是在做對的事情，它們只是想清除老化大腦裡的斑塊。在顯微鏡底下，你有時會看到它們肚子裡塞滿了吞下去的類澱粉蛋白，奮力地想要消化。治療上，我們應該是要想辦法支持和協助這些微膠細胞正在做的好事，而不是試著關閉它們，這樣才合理。這也是為什麼我們應該研發抗類澱粉蛋白抗體，讓它進入病人的大腦，與斑塊結合，幫忙微膠細胞更精準地找到斑塊，摧毀它們。此外，這也是為什麼我們要研發可以對抗阿茲海默症的疫苗。我們可以把微量的類澱粉蛋白注射進健康的人體，刺激體內製造抗體，這樣一來，當老年時類澱粉蛋白開始形成，抗體就能幫忙微膠細胞對付類澱粉蛋白斑塊。可是直到現在，被設計來輔助「好」微膠細胞的新抗體或疫苗，在療效上都比不上被設計出來抑制「壞」微膠細胞的消炎藥。

在我個人來看，我懷疑治療阿茲海默症的進展付之闕如，最可能的原因其實跟憂鬱症療法缺乏進展的原因一模一樣：市場賣座的詛咒。雖然最初被形容只是單一個案，而且大概有八十年的時間人們都認為這種病極為罕見，結果沒想到很遺憾地，它竟然十分普遍。阿茲海默症現在被公認是重大的公共健康和經濟挑戰，尤其是在快速老化的國家裡。隨著貧窮國家人均壽命的增加，會有愈來愈多人活到六十幾歲，甚至超過這個年紀，因此可以預見阿茲海默症的發生率和影響程度，將會在開發中經濟體裡逐步升高。這是全球性的疾病。而大部分的全球性疾病，像是憂鬱症、肥胖、高血壓、糖尿病和動脈硬化等，都是多重原因造成的。阿茲海默症也不例外。沒有所謂阿茲海默症的單一基因，從來沒有，以後也不會有，而是有很多基因會提高阿茲海默症的罹患風險，大部分都只有輕微的影響力，卻能在大腦裡透過眾多生化途徑集體發揮作用。認知功能在數十年內漸漸衰退，也就是漸進性失智的臨床症候群，這個漫長過程不見得從頭到尾都受到同一批生理機制的影響。

再說一遍，我們不應該把它認定是單一病因，我們不應該試圖找出一個萬靈丹。我們應該把療法更精確地瞄準在那些最有可能出現療效的病人身上。這種為阿茲海默症研發免疫療法的策略，就跟對付發炎性憂鬱症的策略一模一樣。利用生物標記找出最可能（和最不可能）在臨床試驗裡對療法有反應的病人。阿茲海默症病患的基因檔案可能是一個值得研究的生物標記，可以用它來預測病人對消炎藥的反應。好比說，人們最近發現，有一個叫做 *TREM2* 的基因最近被發現會提高阿茲海默症的風險，而它會控制大腦裡微膠細胞的活化作用。[97] 所以身上具有風險性變種基因 *TREM2* 的病人的失智，很可能就是不正常的微膠細胞發炎狀態引發或加速惡化的。因此可以想見，這種 *TREM2* 陽性反應病人組，或其他具有明顯發炎風險因子的阿茲海默症患者，最可能受惠於消炎療法。

阿茲海默症不是單一個東西，而大腦的先天免疫系統至少有兩面：陰和陽，保護和自我毀滅。這不是經典的賣座領域。治療上，絕對不會有全包的模式，不過，我們有機會可以在未來五到十年內研發出客製化的阿茲海默症免疫療法。

思覺失調症和自體中毒

一九九九年，身為劍橋大學精神科顧問醫師的我，在一個由醫師、護士和心理師組成的團隊裡工作。我們專門為首度出現精神病症狀的病人提供臨床服務。這些病人有幻覺，聽到不存在的聲音或看見不存在的東西。又或者他們會妄想，相信不存在的事情。幻覺和妄想是用來診斷精神病（發瘋）的標準，自古皆然。

那時，我們看的病人是剛得到精神病的年輕人，大多十七八九歲或二十出頭，我們試著找出他們的可能病因，看能怎麼治療他們。沒有兩個病人的病況一樣，也沒有兩個家庭的狀況一樣。我們見過循規蹈矩的劍橋大學學生，也見過孤兒院的院生和少年拘留中心的孩子。他們的精神病症狀都混雜著不同程度的焦慮和憂鬱，有時候有人會有狂躁和狂喜的症狀。有人症狀的出現有因果可循，譬如在派對上抽了很多大麻，或者被趕出住處，睡在街上。也有時候，精神病毫無來由猝然出現，又或者是漸漸浮現，以致於很難說究竟是什麼時候開始的。有時候標準療法很管用，也有時候不管用。但總體而言，我會說，如果能與醫療團隊密切配合再加上投藥，對多數病人來說至少都有幫助。不過在每個人心底深處都有一個見不得光的問題。「我會發瘋嗎？」「我的女兒會發瘋嗎？」「這只是開始嗎？只是第一次發作嗎？後面會沒完沒了，最後徹底瘋掉？這一輩子完全毀了？」大家最害怕的診斷結果，也是大家最不敢說出來的那幾個字，就是「思覺失調症」。

這是一個遭到濫用和普遍誤解的字。思覺失調症（schizophrenia）的字根也是古希臘文，意思是「分裂的心智」，由二十世紀初佛洛依德早期的信徒之一提出，他們認為精神病都是心理作用。「思覺失調症」和「思覺失調」在日常對話裡，經常是用來形容分裂的人格，或者代表自相矛盾、優柔寡斷、危險，甚至政治上的對峙。不過在精神醫學裡的思覺失調症其實比較接近克雷普林的觀點。他首度描繪出病人和他們的父母最擔心的病程軌跡。克雷普林不像佛洛依德、拉蒙．卡哈、帕拉塞爾蘇斯或笛卡兒那些人是孤傲的天才，他擅長組織和系統化，他是管理者，也是百科全書的編纂者。他向猶太家庭募款，在慕尼黑成立了精神醫學醫院和研究中心，而這個機構正是把神經科學引進重度精神疾病治療裡的首批院所之一。在二十世紀前半葉，他跟很多德語系的精神醫學及腦神經科學權威人士共事過，也幫忙培養很多人才，那時堪稱黃金年代。從一八八三年到一九二五年，他過世的前一年，他的簡明教科書刷了十一次，影響甚鉅。[98]

克雷普林收集了大量的臨床觀察來支持這個簡單的概念：精神病（psychosis）代表了兩種可能的潛在病程，如果不是躁鬱病（manic-depressive insanity），就是早發性失智（dementia praecox）。兩者的主要差別在於它們隨著時間流逝的演進方式，也就是它們的自然發展軌跡。躁鬱病患者的情緒會起伏擺盪，也許極端到完全沒有理智，但在兩次的極端之間會回到平衡的狀態。所以這個病程軌跡短期看來是起伏明顯，長期卻是平緩的。至於早發性失智的病人，在克雷普林的教科書裡，卻是走在一條症狀愈來愈惡化的軌跡上。他稱它是「年輕時就開始發作的一種異常簡單的精神耗弱，屬於亞急性的病程發展」。年輕的病人在發瘋的情況下愈來愈失智，愈來愈失能，也愈來愈無法獨立自主，註定得長年住在精神病院的病房裡。

雖然沒有人完全相信精神病可以這麼簡單地分成兩類，就連克雷普林本人也不完全相信，但這套公式直到今天還是被奉為精神科診斷系統的圭臬。只不過名稱變了，躁鬱病現在更名為「雙極性情感疾患」（bipolar disorder），而早發性失智也成了病患家屬向來不願談論的字眼。

克雷普林曾大肆批評過佛洛依德，以及在佛洛依德的啟迪下欣欣向榮的精神分析。在克雷普林看來，精神病的成因，尤其是我們現在稱之為思覺失調症的精神病，一定是生理上的問題，而非心理上。他這一輩子都待在笛卡兒二分法世界的其中一邊，不像佛洛依德換了跑道，從神經科學實驗室換到精神分析的沙發。他的研究院曾多次解剖思覺失調症患者死後的大腦，但都沒有類似奧古斯特·迪特這樣的發現。和在走廊底研究迪特女士大腦的阿茲海默相比，克雷普林從來沒有在思覺失調症患者的腦袋裡，找到任何像斑塊或糾結這種特別古怪的東西。但他知道思覺失調症往往會家族遺傳，因此提出那可能是透過基因遺傳的，可是他沒有辦法知道是哪些基因牽涉其中。他說世人可能會希望藉助優生學的育種控制來擺脫思覺失調症、痴呆和其它大腦疾病等遺傳性疾病的風險。他在納粹黨掌權之前去世，但是他的一些觀念很不幸地比他本人長壽，以致於他到今天都還背負著污名。

他到了晚年，還是搞不清楚是什麼引發了思覺失調症。他只知道是身體出了問題，不是心理，可是是身體哪裡出問題呢？就在他努力想要完成他的教科書修訂版時，也慢慢地有了一個想法，只是這個想法不知怎麼搞的並沒有在六十年後寫進《精神疾病診斷與統計手冊》的思覺失調症診斷標準裡：思覺失調症是一種全身性疾病，原因來自於自體中毒或體內引發的大腦自體中毒。克雷普林的自體中毒理論，表面上聽起來有點像自體免疫的問題，身體搞錯對象攻擊自體。但在二十世紀初，世人對免疫系統的了解還不及荷爾蒙系統，因此克雷普林把疑點擺在性腺上，而非淋巴腺，認為性腺是最有可能的罪魁禍首，是攻擊大腦和心智的體內毒素來源。他花了很多年在「臟器療法」上，將睪丸或其他腺體的組織注射進病人體內，想治好思覺失調症，但都成效不彰。[99]

雖然花了很長時間，但現在我們終於知道克雷普林至少有一點是對的：思覺失調症和基因有關。當人類的基因圖譜在二〇〇〇年完成定序時，我們曾經很樂觀以為，一定很快就能找到思覺失調症和其他疾病的基因。可是直到最近幾年，我們才從三萬七千名病人身上收集到足夠的DNA數據來給出確定的結果。[100]我們現在知道，有大概三百二十個基因會增加思覺失調症的風險。最有關係的那個單一基因，在人體基因圖譜裡的位置，跟免疫系統和自體免疫也很相關。這個基因叫做 complement component 4，簡稱C4，專門負責製造炎性蛋白質。每個人都有不同版本的C4基因，製造出來的補體蛋白質（complement protein）也就略有不同。如果有人具有這種跟發炎訊號的升高頻有關聯的基因變異體，得到思覺失調症的風險就會上升，而同樣的基因變異出現在老鼠身上，會對神經細胞之間的突觸連結造成損壞。[101]從沒有基因到三百二十個基因，再到弄懂思覺失調症裡的單一最大基因風險竟然是經由免疫系統調節，這一連串的發現令人驚嘆連連。不過C4只是數百個風險基因裡的其中一個，而所有已知基因累計起來的影響並不太大，所以一定還有其他因素。

多年來，關於思覺失調症，我們一直知道一個固定現象：如果你在冬季出生，得病風險就會比較高。[102] 我記得我在一九九〇年代中期聽到流行病學家熱烈討論這個現象時，還覺得他們一定瘋了，絕對是數據有什麼瑕疵。出生季節怎麼可能跟一個人會不會在十九到二十五年後思覺失調症發作有關？除非是射手座的邪惡影響？還好，我當時沒有公開說出這尖銳的言論。有充分證據證明，冬天出生的人思覺失調症風險會比較高，因為冬天有較高的感染率。無論是母親還是懷孕末期的胎兒或新生的嬰兒，在冬季的月分裡都有較高的感染風險。而且研究還發現，不管是母親、胎兒或新生兒的感染，都跟得到思覺失調症的風險增加有關。在老鼠實驗中，鼠媽媽或胎兒若感染到病毒，會導致神經系統發育的長期變化。而病毒對動物大腦發育的影響程度，是由動物的免疫系統對病毒感染的反應方式決定。所以類似情況也可能發生在人類身上。控制免疫系統的基因，可能使嬰兒容易對一般的病毒感染做出不正常的反應，進而以某種方式讓大腦的未來發展脫軌或改變方向，增加得到思覺失調症的風險。[103]

如果能更詳盡釐清這些有趣又新奇的理論，為至今仍令人摸不著頭緒的思覺失調症撥開重重迷霧，一定會是很了不起的進展。不過神經免疫學還有其它更多功用嗎？

它除了幫助我們從新的角度來了解思覺失調症之外，還能提供更多協助嗎？它能找到真正帶來改變的新療法嗎？與憂鬱症和阿茲海默症相比，目前思覺失調症的治療發展情況相對落後，做過的試驗並不多，研發過的新藥更是少得可憐。不過已經有一些有趣的線索。舉例來說，我們都知道，如果病人身上有一種自體抗體跟大腦裡叫做 NMDA 的主要神經傳導物質受體結合，而且在體內的濃度很高，那麼這個人就可能會出現類似思覺失調症的精神病症狀。它就像所有自體抗體一樣，是被病人的免疫系統錯誤製造出來的，瞄準的是自己身上的蛋白質。這是友軍誤傷，在這裡它傷到的是突觸受體，而我們已經知道這個受體在精神病裡扮演了關鍵的角色。大約八年前，我在劍橋郡和彼德堡國民保健信託會（Cambridgeshire & Peterborough NHS Trust）精神科團隊小組的一些舊同事，決定在他們看診的病人身上檢測這種抗 NMDA 抗體的濃度。結果在首批四十三名病人裡頭，發現有四個人的自體抗體濃度很高。[104] 他們給予這幾位試驗陽性的病人免疫方面的治療，降低血液循環裡的自體抗體濃度，結果他們的精神症狀立刻改變，而且效果持續。但這不是解藥，甚至沒有對照試驗（現在才在進行），而且當然不是萬靈丹（只有百分之五的精神病患者身上有抗 NMDA 自體抗體）。但它是另一個值得我們雀躍的發現，至少讓我們知道，在這樣一個治療進展已停滯三十年的領域中，新的免疫療法可以帶來不同。

＊＊＊

所以那又怎樣呢？也許未來五到十年或二十年內，我們將看到憂鬱症和其它精神疾病的治療研發有飛快的進展。

也許我們會有新的藥物，不再像舊的藥物那樣被籠統地認為對每位憂鬱症患者都具療效，而是從科學上檢測，找到最適合這些藥物的病患。

新的血液檢查也因為能驗出基因和炎性生物標記，而可用來檢測哪種療法最適合哪些病人。

還有全新的診間可以為憂鬱症患者提供身心兩方面的整合總體評估，把每一位憂鬱症患者都當成一個完整的病人來全力治療，而不是分成兩半。

新一代的醫師會更有自信地跨越一般醫學和精神醫學中間的那條傳統分際線，悠遊兩方，全心施展醫術。

而本來被認定全是心理作用的這種疾病，終將逐漸遠離除了病痛之外，附加其上的「種族隔離」和污名化。

所以，面對二十一世紀最大的健康問題挑戰時，也許我們會多贏得幾場勝利。

我們或許正處在一個變革的轉捩點，它不會實況轉播，我也有可能是錯的。但我想這變革已經開始了。

參考書目

第一章

1. Mental Health Foundation. *Fundamental Facts About Mental Health.* 2015.
2. Farmer P, Stevenson D. *Thriving at Work.* UK Government; 2017.
3. Dantzer R, O'Connor JC, Freund GG, Johnson RW, Kelley KW. From inflammation to sickness and depression: when the immune system subjugates the brain. *Nature Reviews Neuroscience.* 2008;9:46–56.
4. Raison CL, Capuron L, Miller AH. Cytokines sing the blues: inflammation and the pathogenesis of depression. *Trends in Immunology.* 2006;27:24–31.
5. Smith RS. The macrophage theory of depression. *Medical Hypotheses.* 1991;35:298–306.
6. Maes M. Evidence for an immune response in major depression: A review and hypothesis. *Progress in Neuropsychopharmacology and Biological Psychiatry.* 1995;19:11–38.
7. Khandaker GM, Pearson RM, Zammit S, Lewis G, Jones PB. Association of serum interleukin 6 and C-reactive protein in childhood with depression and psychosis in young adult life: a population-based longitudinal study. *JAMA Psychiatry.* 2014;71:1121–1128.
8. Harrison N, Brydon L, Walker C, Gray M, Steptoe A, Critchley H. Inflammation causes mood changes through alterations in subgenual cingulate activity and mesolimbic connectivity. *Biological Psychiatry.* 2009;66:407–414.
9. Miller AH, Raison CL. The role of inflammation in depression: from evolutionary imperative to modern treatment target. *Nature Reviews Immunology.* 2016;16:22–34.
10. Anders S, Tanaka M, Kinney DK. Depression as an evolutionary strategy for defense against infection. *Brain, Behavior, and Immunity.* 2013;31:9–22.
11. Watson JD, Crick FH. Molecular structure of nucleic acids. *Nature.* 1953;171:737–738.
12. Clinton WJ. The Human Genome Project. 2000; https://www.youtube.com/watch?v=slRyGLmt3qc.
13. Pittenger C, Duman RS. Stress, depression, and neuroplasticity: a convergence of mechanisms. *Neuropsychopharmacology.* 2008;33:88–109.

14. Slavich GM, Irwin MR. From stress to inflammation and major depressive disorder: a social signal transduction theory of depression. *Psychological Bulletin.* 2014;140:774–815.
15. Danese A, Moffitt TE, Harrington H, et al. Adverse childhood experiences and adult risk factors for age-related disease: Depression, inflammation and clustering of metabolic risk markers. *Archives of Pediatric and Adolescent Medicine.* 2009;163:1135–1143.

第二章

16. MacPherson G, Austyn J. *Exploring Immunology: Concepts and evidence.* Germany: Wiley-Blackwell; 2012.

第三章

17. National Rheumatoid Arthritis Society. *Invisible disease: rheumatoid arthritis and chronic fatigue.* London; 2014.
18. Lokhorst G-J. Descartes and the pineal gland. *The Stanford Enyclopedia of Philosophy* 2016; https://plato.stanford.edu/archives/sum2016/entries/pineal-gland/.
19. Descartes R. *Treatise of Man.* Harvard University Press; 1637.
20. Depression Alliance. *Twice as likely: putting long term conditions and depression on the agenda.* London; 2012.
21. Feldmann M. Development of anti-TNF therapy for rheumatoid arthritis. *Nature Reviews Immunology.* 2002;2:364–371.
22. Elliott MJ, Maini RN, Feldmann M, et al. Randomised double-blind comparison of chimeric monoclonal antibody to tumour necrosis factor α (cA2) versus placebo in rheumatoid arthritis. *The Lancet.* 1994;344:1105–1110.
23. Hess A, Axmann R, Rech J, et al. Blockade of TNF-alpha rapidly inhibits pain responses in the central nervous system. *Proceedings of the National Academy of Scientists USA.* 2011;108:3731–3736.

第四章

24. Telles-Correia D, Marques JG. Melancholia before the twentieth century: fear and sorrow or partial insanity? *Frontiers in Psychology.* 2015;6.
25. American Psychiatric Association. *Diagnostic and Statistical Manual of Mental Disorders.* 5th edition ed. Arlington: American Psychiatric Publishing; 2013.
26. Auden WH. In memory of Sigmund Freud. *Another Time.* London: Random House; 1940.
27. Freud S. An autobiographical study. In: Strachey J, ed. *Standard Edition*

of the Complete Psychological Works of Sigmund Freud. Vol 20. London: Hogarth Press; 1927, 1959:1–74.

28. Masson JM. *The Assault on Truth.* New York: Farrar Straus Giroux; 1984.
29. Freud S. Project for a scientific psychology. In: Strachey J, ed. *Standard Edition of the Complete Psychological Works of Sigmund Freud.* Vol 1. London: Hogarth Press; 1895, 1950.
30. Wampold BE, Mondin GW, Moody M, Stich F, Benson K, Ahn H-N. A meta-analysis of outcome studies comparing bona fide psychotherapies: empirically, "all must have prizes". *Psychololgical Bulletin.* 1997;122:203–215.
31. Molière. *Le malade imaginaire.* London: Methuen; 1981.
32. Lòpez-Muñoz F, Alamo C. Monoaminergic neurotransmission: the history of the discovery of anti-depressants from 1950s until today. *Current Pharmaceutical Design.* 2009;15:1563–1586.
33. Kline NS. Ipronizia d for the treatment of severe depression. *Albert Lasker Clinical Medical Research Award Citations* 1964; http://www.laskerfoundation.org/awards/show/iproniazid-for-the-treatment-of-severe-depression/.
34. Schildkraut JJ. The catecholamine hypothesis of affective disorders: a review of supporting evidence. *American Journal of Psychiatry.* 1965;122:509–522.
35. Wong DT, Perry KW, Bymaster FP. The discovery of fluoxetine hydrochloride (Prozac). *Nature Reviews Drug Discovery.* 2005;4:764–774.
36. Wurtzel E. *Prozac Nation: Young and Depressed in America.* Vancouver: Penguin; 1994.
37. Coles AJ, Twyman CL, Arnold DL, et al. Alemtuzumab for patients with relapsing multiple sclerosis after disease-modifying therapy: a randomised controlled phase 3 trial. *The Lancet.* 2012;380:1829–1839.
38. Bentley B, Branicky R, Barnes CL, et al. The multilayer connectome of *Caenorhabditis elegans. PLoS Computational Biology.* 2016;12:p. e1005283.
39. Kapur S, Phillips AG, Insel TR. Why has it taken so long for biological psychiatry to develop clinical tests and what to do about it? *Molecular Psychiatry.* 2012;17:1174–1179.
40. Cavanagh J, Patterson J, Pimlott S, et al. Serotonin transporter residual availability during long-term antidepressant therapy does not differentiate responder and nonresponder unipolar patients. *Biological Psychiatry.* 2006;59:301–308.

第五章

41. Dantzer R, Kelley KW. Stress and immunity: an integrated view of relationships between the brain and the immune system. *Life Sciences.* 1989;44:1995–2008.
42. Haapakoski R, Mathieu J, Ebmeier KP, Alenius H, Kivimaki M. Cumulative meta-analysis of interleukins 6 and 1-beta, tumour necrosis factor-alpha and C-reactive protein in patients with major depressive disorder. *Brain, Behavior, and Immunity.* 2015;49:206–215.
43. Dowlati Y, Herrmann N, Swardfager W, et al. A meta-analysis of cytokines in major depression. *Biological Psychiatry.* 2010;67:446–457.
44. Wium-Andersen MK, Orsted DD, Nielsen SF, Nordestgaard BG. Elevated C-reactive protein levels, psychological distress, and depression in 73,131 individuals. *JAMA Psychiatry.* 2013;70:176–184.
45. Bell JA, Kivimäki M, Bullmore ET, Steptoe A, Carvalho LA, Consortium MI. Repeated exposure to systemic inflammation and risk of new depressive symptoms among older adults. *Translational Psychiatry.* 2017;7:p.e1208.
46. McDonald EM, Mann AH, Thomas HC. Interferons as mediators of psychiatric morbidity: An investigation in a trial of recombinant alpha-interferon in hepatitis B carriers. *The Lancet.* 1987;330:1175–1178.
47. Bull SJ, Huezo-Diaz P, Binder EB, et al. Functional polymorphisms in the interleukin-6 and serotonin transporter genes, and depression and fatigue induced by interferon-α and ribavirin treatment. *Molecular Psychiatry.* 2009;14:1095–1104.
48. Conan Doyle A. *A Study in Scarlet.* Ware: Wordsworth Press; 1887, 2001.
49. Willans G, Searle R. *Down with Skool!* London: Methuen; 1953.
50. Louveau A, Smirnov I, Keyes TJ, et al. Structural and functional features of central nervous system lymphatic vessels. *Nature.* 2015;523:337–341.
51. Galea I, Bechmann I, Perry VH. What is immune privilege (not)? *Trends in Immunology.* 2007;28:12–18.
52. Tracey KJ. The inflammatory reflex. *Nature.* 2002;420:853–859.
53. Koopman FA, Chavan SS, Miljko S, et al. Vagus nerve stimulation inhibits cytokine production and attenuates disease severity in rheumatoid arthritis. *Proceedings of the National Academy of Sciences.* 2016;113:8284–8289.
54. Hamilton JP, Etkin A, Furman DJ, Lemus MG, Johnson RF, Gotlib IH. Functional neuroimaging of major depressive disorder: a meta-analysis and new integration of baseline activation and neural response data. *American Journal of Psychiatry.* 2012;169:693–703.
55. Phan KL, Wager T, Taylor SF, Liberzon I. Functional neuroanatomy of

emotion: a meta-analysis of emotion activation studies in PET and fMRI. *NeuroImage.* 2002;16:331–348.

56. Fu CH, Williams SC, Cleare AJ, et al. Attenuation of the neural response to sad faces in major depression by antidepressant treatment: a prospective, event-related functional magnetic resonance imaging study. *Archives of General Psychiatry.* 2004;61:877–889.
57. Dantzer R, Kelley KW. Twenty years of research on cytokine-induced sickness behavior. *Brain, Behavior, and Immunity.* 2007;21:153–160.
58. Perry VH, Holmes C. Microglial priming in neurodegenerative disease. *Nature Reviews Neurology.* 2014;10:217–224.
59. Morris GP, Clark IA, Zinn R, Vissel B. Microglia: a new frontier for synaptic plasticity, learning and memory, and neurodegenerative disease research. *Neurobiology of Learning and Memory.* 2013;105:40–53.
60. Raison CL, Dantzer R, Kelley KW, et al. CSF concentrations of brain tryptophan and kynurenines during immune stimulation with IFN-α: relationship to CNS immune responses and depression. *Molecular Psychiatry.* 2010;15:393–403.
61. Maes M, Bosmans E, De Jongh R, Kenis G, Vandoolaeghe E, Neels H. Increased serum IL-6 and IL-1 receptor antagonist concentrations in major depression and treatment resistant depression. *Cytokine.* 1997;9:853–858.

第六章

62. Das UN. Is obesity an inflammatory condition? *Nutrition.* 2001;17:953–966.
63. Luppino FS, de Wit LM, Bouvy PF, et al. Overweight, obesity, and depression: a systematic review and meta-analysis of longitudinal studies. *Archives of General Psychiatry.* 2010;67:220–229.
64. Chung HY, Cesari M, Anton S, et al. Molecular inflammation: underpinnings of aging and age-related diseases. *Ageing Research Reviews.* 2009;8:18–30.
65. Dopico XC, Evangelou M, Ferreira RC, et al. Widespread seasonal gene expression reveals annual differences in human immunity and physiology. *Nature Communications.* 2015;6:7000.
66. Kendler KS, Thornton LM, Gardner CO. Stressful life events and previous episodes in the etiology of major depression in women. *American Journal of Psychiatry.* 2000;157:1243–1251.
67. Mazure CM. Life stressors as risk factors in depression. *Clinical Psychology: Science and Practice.* 1998;5:291–313.
68. Kendler KS, Hettema JM, Butera F, Gardner CO, Prescott CA. Life event

dimensions of loss, humiliation, entrapment and danger in the prediction of onsets of major depression and generalized anxiety. *Archives of General Psychiatry.* 2003;60:789–796.

69. Boyle PJ, Feng Z, Raab GM. Does widowhood increase mortality risk? Testing for selection effects by comparing causes of spousal death. *Epidemiology.* 2011;22:1–5.
70. Carey IM, Shah SM, DeWilde S, Harris T, Victor CR, Cook DG. Increased risk of acute cardiovascular events after partner bereavement: a matched cohort study. *JAMA Internal Medicine.* 2014;174:598–605.
71. Wohleb ES, Franklin T, Iwata M, Duman RS. Integrating neuroimmune systems in the neurobiology of depression. *Nature Reviews Neuroscience.* 2016;17:497–511.
72. Reader BF, Jarrett BL, McKim DB, Wohleb ES, Godbout JP, Sheridan JF. Peripheral and central effects of repeated social defeat stress: monocyte trafficking, microglial activation, and anxiety. *Neuroscience.* 2015;289:429–442.
73. Schultze-Florey CR, Martínez-Maza O, Magpantay L, et al. When grief makes you sick: Bereavement induced systemic inflammation is a question of genotype. *Brain, Behavior, and Immunity.* 2012;26:1066–1071.
74. Glaser R, Kiecolt-Glaser JK. Stress-induced immune dysfunction: implications for health. *Nature Reviews Immunology.* 2005;5:243–251.
75. Bellingrath S, Rohleder N, Kudielka BM. Effort-reward-imbalance in healthy teachers is associated with higher LPS-stimulated production and lower glucocorticoid sensitivity of interleukin-6 in vitro. *Biological Psychology.* 2013;92:403–409.
76. Kiecolt-Glaser JK, Derry HM, Fagundes CP. Inflammation: depression fans the flames and feasts on the heat. *American Journal of Psychiatry.* 2015;172:1075–1091.
77. Cohen IV, Makunts T, Atayee R, Abagyan R. Population scale data reveals the antidepressant effects of ketamine and other therapeutics approved for non-psychiatric indications. *Scientific Reports.* 2017;7:1450.
78. Darwin C, Prodger P. *The Expression of the Emotions in Man and Animals.* USA: Oxford University Press; 1998.
79. Psychiatric Genetics Consortium. Genome-wide association analyses identify 44 risk variants and refine the genetic architecture of major depressive disorder. *bioRxiv.* 2017.
80. Liu W, Yan M, Liu Y, et al. Olfactomedin 4 down-regulates innate immunity against Helicobacter pylori infection. *Proceedings of the National Academy of Sciences.* 2010;107:11056–11061.

第七章

81. Lee CG, Carr MC, Murdoch SJ, et al. Adipokines, inflammation, and visceral adiposity across the menopausal transition: a prospective study. *The Journal of Clinical Endocrinology & Metabolism.* 2009;94:1104–1110.
82. Chang CK, Hayes RD, Perera G, et al. Life expectancy at birth for people with serious mental illness and other major disorders from a secondary mental health care case register in London. *PLoS ONE.* 2011;6:p.e19590.
83. Nordentoft M, Wahlbeck K, Hällgren J, et al. Excess mortality, causes of death and life expectancy in 270,770 patients with recent onset of mental disorders in Denmark, Finland and Sweden. *PLoS ONE.* 2013;8:p.e55176.
84. Miller G. Is pharma running out of brainy ideas? *Science.* 2010;329:502–504.
85. Arrowsmith J, Harrison R. Drug repositioning: the business case and current strategies to repurpose shelved candidates and marketed drugs. In: Barratt MJ, Frail DE, eds. *Drug repositioning: Bringing new life to shelved assets and existing drugs*. Hoboken, NJ: John Wiley & Sons, Inc.; 2012:9–31.
86. Köhler O, Benros ME, Nordentoft M, et al. Effect of anti-inflammatory treatment on depression, depressive symptoms, and adverse effects: a systematic review and meta-analysis of randomized clinical trials. *JAMA Psychiatry.* 2014;71:1381–1391.
87. Kappelmann N, Lewis G, Dantzer R, Jones PB, Khandaker GM. Antidepressant activity of anti-cytokine treatment: a systematic review and meta-analysis of clinical trials of chronic inflammatory conditions. *Molecular Psychiatry.* 2016.
88. Wittenberg G, Stylianou A, Zhang Y, et al. A mega-analysis of immunomodulatory drug effects on depressive symptoms. *bioRxiv.* 2018.
89. Raison CL, Rutherford RE, Wollwin BJ, et al. A randomised controlled trial of the tumor necrosis factor antagonist infliximab for treatment-resistant depression: the role of baseline inflammatory markers. *JAMA Psychiatry.* 2013;70:31–41.
90. Groves DA, Brown VJ. Vagal nerve stimulation: a review of its applications and potential mechanisms that mediate its clinical effects. *Neuroscience and Biobehavioral Reviews.* 2005;29:493–500.
91. Fox D. The electric cure. *Nature.* 2017;545:20–22.
92. Creswell JD, Irwin MR, Burklund LJ, et al. Mindfulness-based stress reduction training reduces loneliness and pro-inflammatory gene expression in older adults: a small randomized controlled trial. *Brain, Behavior, and Immunity.* 2012;26:1095–1101.
93. Bower JE, Irwin MR. Mind–body therapies and control of inflammatory

biology: a descriptive review. *Brain, Behavior, and Immunity.* 2016;51:1–11.

94. Maurer K, Volk S, Gerbaldo H. Auguste D and Alzheimer's disease. *The Lancet.* 1997;349:1546–1549.
95. Tuppo EE, Arias HR. The role of inflammation in Alzheimer's disease. *The International Journal of Biochemistry & Cell Biology.* 2005;37:289–305.
96. McGeer PL, McGeer EG. Inflammation and the degenerative diseases of aging. *Annals of the New York Academy of Sciences.* 2004;1035:104–116.
97. Guerreiro R, Wojtas A, Bras J, et al. *TREM2* variants in Alzheimer's disease. *New England Journal of Medicine.* 2013;368:117–127.
98. Kraepelin E, Diefendorf AR. *Clinical psychiatry: a text-book for students and physicians.* London: Macmillan; 1915.
99. Noll R. Kraepelin's "lost biological psychiatry"? Auto-intoxication, organotherapy and surgery for dementa praecox. *History of Psychiatry.* 2007;18:301–320.
100. Psychiatric Genetics Consortium. Biological insights from 108 schizophrenia-associated genetic loci. *Nature.* 2014;511:421–427.
101. Sekar A, Bialas AR, de Rivera H, et al. Schizophrenia risk from complex variation of complement component 4. *Nature.* 2016;530:177–183.
102. Davies G, Welham J, Chant D, Torrey EF, McGrath J. A systematic review and meta-analysis of Northern Hemisphere season of birth studies in schizophrenia. *Schizophrenia Bulletin.* 2003;29:587–593.
103. Khandaker GM, Cousins L, Deakin J, Lennox BR, Yolken R, Jones PB. Inflammation and immunity in schizophrenia: implications for pathophysiology and treatment. *The Lancet Psychiatry.* 2015;2:258–270.
104. Zandi MS, Irani SR, Lang B, et al. Disease-relevant autoantibodies in first episode schizophrenia. *Journal of Neurology.* 2011;258:686–688.

致謝

我想向我在學術界、產業界和保健系統裡的許多同事致謝，只是人數多到我無法一一唱名，謝謝他們教會我用跳脫窠臼的方式思索憂鬱症，以及未來新療法的研發方式。

我尤其要謝謝以下幾位好心幫忙閱讀本書的初稿：Matthew d'Ancona、Simon Baron-Cohen、Claire Brough、Amelia Bullmore、Jeremy Bullmore、Paul Higgins、Peter Jones、Golam Khandaker、Trevor Robbins、Lorinda Turner、Petra Vértes 和 Jeremy Vine。

感激 Short Books 出版社的 Rebecca Nicolson、Aurea Carpenter 和 Catherine Gibbs 將它製作成一本書。謝謝 Emma Craigie 的文字編輯和 Helena Maxwell 的插圖。

但如果沒有我太太 Mary Pitt 的全力支持，這一切不可能發生。在她多方面的協助下，我才能走上寫作之路，並堅持到底。

免責聲明

本書所傳達的觀點和看法都屬於作者本人，因此任何與事實不符的無心錯誤都歸責於我。

我很遺憾不能為本書讀者的個人身心健康問題提供專業諮詢。

國家圖書館出版品預行編目 (CIP) 資料

憂鬱與發炎的大腦：改善憂鬱症狀，從平衡免疫系統，降低發炎開始／艾德華．布爾摩（Edward Bullmore）著；高子梅譯. -- 再版. -- 臺北市： 如果出版：大雁出版基地發行, 2023.09
面； 公分
譯自 : The inflamed mind : a radical new approach to depression
ISBN 978-626-7334-36-2（平裝）
1.CST：憂鬱症 2.CST：精神疾病 3.CST：免疫療法
415.985 112013186

憂鬱與發炎的大腦：改善憂鬱症狀，從平衡免疫系統，降低發炎開始

The Inflamed Mind: A radical new approach to depression

初版書名：《終結憂鬱症：憂鬱症治療大突破》

作　　者——艾德華．布爾摩（Edward Bullmore）
插　　圖——赫蓮娜．馬克士威（Helena Maxwell）
譯　　者——高子梅
審 定 人——蔣立德醫師（台北市立聯合醫院中興院區精神科主治醫師）
責任編輯——鄭襄憶、蔡宗翰
行銷業務——王綬晨、邱紹溢、劉文雅
行銷企劃——黃羿潔
副總編輯——張海靜
總 編 輯——王思迅
發 行 人——蘇拾平
出　　版——如果出版
發　　行——大雁出版基地
地　　址——231030 新北市新店區北新路三段 207-3 號 5 樓
電　　話——（02）8913-1005
傳　　真——（02）8913-1056
讀者傳真服務——（02）8913-1056
讀者服務信箱 E-mail——andbooks@andbooks.com.tw
劃撥帳號——19983379
戶　　名——大雁文化事業股份有限公司
出版日期——2023 年 9 月 二版
定　　價——420 元
I S B N——978-626-7334-36-2

歡迎光臨大雁出版基地官網
www.andbooks.com.tw
訂閱電子報並填寫回函卡

如果